極論で語る睡眠医学

スタンフォード大学 睡眠医学センター
河合 真 著

慶應義塾大学 循環器内科
香坂 俊 監修

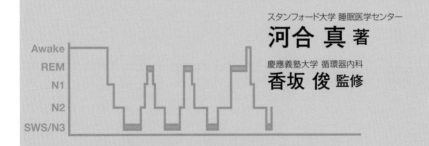

丸善出版

監修者・まえがき

> **きょくろん【極論】**
> (1) 極端な議論．また，そのような議論をすること．極言．
> (2) つきつめたところまで論ずること．
>
> ［大辞林 第二版（三省堂）より］

今，こんなフレーズが頭をよぎっていませんか？

> 睡眠医療？
> あぁ 無呼吸の CPAP とか！
> 確かに，最近増えてますよね

> 困っているのは不眠の鑑別かな？
> まぁ，入眠障害 vs 中途覚醒
> で対応ですね

まさに，河合先生から睡眠医学編のお話をいただいたときの監修者（香坂）の頭はこんな感じでした．そしてさらに，果して睡眠医学で本が1冊書けるのか？ という大きな疑問と，**河合先生は神経内科が専門のはずでは…？** という小さな懸念も生じたのですが，そこは神経内科編での河合先生のパッションを信じ，お願いさせていただいた次第です．その後，半年くらいで初校のゲラが送られてきました．

それはまったく一読しただけで，上記の考えや疑念が

浅い！ 浅すぎる！　　　　　　　（本文8章より）

と心に轟く内容で，神経内科編に引き続き，河合先生には脱帽でした．これは，閉塞性睡眠時無呼吸症候群（**2, 3章**），そしてパラソムニア，ナルコレプシー

（4，5章）を読んでいただければすぐに共有していただけるかと思います（ちなみに河合先生の専門に関する小さな懸念は1章ですぐ解消されます）．

　なお当初は，決して本書の順番の章立てで原稿が上がってきたわけではないのですが，監修者が頭をもろにガツンと殴られた4つの章（2〜5章）は，あえて河合先生に頼んで冒頭に配置させていただきました．自分はさらに，このあとにつづくRLS（restless legs syndrome）の6章，そして7〜10章で扱われる睡眠医学の「濃さ」にすっかり圧倒されました．さらに実際にゲラを読み進め，校正を行い，そして内容を深く把握するに従い，自分の現場での診療スタイルも随分変わったように思います．具体的には，以下のような感じです．

1. 睡眠のことを聞くようになった．
   かなり多面的な情報が外来でも病棟でも入ってくるようになります．
2. 不眠を軽く考えないようになった．
   眠剤使用だけでなく，その先のメカニズムに思いを馳せるようになります．
3. 無呼吸の患者さんの身体所見をとるようになった．
   すみません，いままで簡易検査の結果に頼っておりました．

　結果として，本書の全体構成としては，睡眠医療に対する根本的な誤解を改めてもらうためのセクション（2〜6章）がまず配置されています．そのあと（7〜10章）で，より臨床の現場に近い話が展開され，最後に睡眠に関する「社会的話題」も取り扱われます（11〜13章）．より実践的な内容を要望される方は，このあたりから読み始めてもよいかもしれません．

　Sleepという専門分野，この河合先生の本を読むまで考えもしませんでしたが，読み終わったあとは，非常に身近，かつ現実的な専門に感じられます．日頃，自分の世界の境界線（boundary）を広げてくれる書籍にはめったに出会うことはありませんが，多くの皆さんにとって『極論で語る睡眠医学』は，まさにそんな1冊になるのではないでしょうか．ぜひ一読していただき，多くの方がSleepに【覚醒】されんことを祈願しています．

2016年8月吉日

監修者　香坂　俊

著者・まえがき

　さて，突然ですが，全人的医療は医療における絶対の善です．「職人気質」や「専門性」に価値が置かれがちな日本においても，全人的医療というお題目に反対するのは憚られます．医療の究極の目標ともいえるのですが，ある程度は専門にかかわらず，すべての医療従事者が備えておくべき素養ともいえます．

　例えば，専門にかかわらずルーティンとして社会歴とされている喫煙歴，飲酒歴，職歴などは聞くと思います．それは全人的医療の一端です．不思議なもので社会歴を聞くと，病歴からはわからない「患者その人」の姿が見えてきます．社会歴をとりながら「へえ，見た目によらず，喫煙するのか」「ああ，なるほど見た目どおりの大酒飲みか」などと思うことは，皆さん経験があると思います．そうそう，全人的医療って大切です．

> …おい，大切な何かを忘れてないか？　そう，人生の3分の1を過ごしている時間を忘れていないかって聞いているんだ！　それ，全人的医療と違う！　3分の2人的（さんぶんのにじんてき）医療や！

　すみません，取り乱しました．そう【睡眠】について聞かねばなれません．そして，それは簡単なことです．

「睡眠，どうですか？」

と聞くだけです．ですが，この簡単な質問を聞くのがなんとも億劫だと思います．わかります．これを聞いてしまうと「ああ，そういえば眠れないです」「夜中に何度も目が覚めます」という答えが返ってきてしまって，それに対処しなければならなくなります．

　じつは「睡眠，どうですか？」を聞くことが億劫である真の原因は，**返ってくる答えに対する対処を知らない**ことです．正しい（もしくは妥当な）対処がわからないので，「それなら最初から聞かないでおこう」となるのです．

対処ということの中には「検査をする」「薬剤を処方する」というわかりやすいものから，「（緊急ではないから）次の外来にまわす」「様子をみる」「ちょっとずつ指導する」というものまで含まれます．後半のほうは「検査も処方もせずに，うまく患者に納得してもらう」ことを意味し，これが至難であることは多少医療をかじった人ならばわかってもらえると思います．こういう対処を知らずに

「睡眠，どうですか？」

を聞くのは無謀ともいえます．

　こういう対処を学ぶには「原理」「原則」「論理的思考」を学んだうえに，知識を積み上げていくことが必要です．これはどの分野でも同じです．本文でも述べていますが，この「原理」「原則」「論理的思考」を，私はまとめて「哲学」と呼んでいます．

　さて，もしも「睡眠医学を学びたい」とあなたが思ったとしても，日本の場合の多くは独学で学ぶことになります．もちろん（積み上げていく）知識の部分は独学でも十分学ぶことができます．しかし，どうしてもこの「哲学」の部分は不十分になります．「哲学」はやはり指導者について学ぶしかありません．それがレジデンシーやフェローシップというものであり，他方，「『哲学』を教えることができるか」が指導者の資格になります．そして残念ながら，日本には睡眠医学のレジデンシーもフェローシップもありません．睡眠医学の「哲学」を伝承する場がないのです．

　ここに私の巨大なマグマのようなフラストレーションがあり，それがこの本を執筆するエネルギーとなりました．『極論で語る神経内科』を読んだ方からの「熱い，熱い」というコメントには慣れました．ええ，この本も神経内科編と同様に「熱い」ですよ．「暑苦しい」といってもいいです．

　本書には，人生の3分の1を占める**睡眠の問題**，そして睡眠から当然影響を受ける残りの3分の2の**覚醒の問題**に臨床の現場で対処するために必要だと思われる「哲学」を必死で詰め込みました．そして，この「哲学」を学ぶ過程で，少しでも私の愛する【睡眠医学の面白さ】が伝わることを願っています．

2016年8月吉日

著者　河合　真

執筆者紹介

■ 執筆者
　河合　　真　　米国スタンフォード大学睡眠医学センター クリニカルインストラクター

　　　　　　　〔略歴〕1997 年　京都大学医学部卒業
　　　　　　　　　　　1997 年　京都大学医学部附属病院神経内科
　　　　　　　　　　　　　　　 及び内科研修医
　　　　　　　　　　　1998 年　住友病院神経内科研修医
　　　　　　　　　　　2000 年　米国セントルークス・ルーズベルト病院
　　　　　　　　　　　　　　　 内科レジデント
　　　　　　　　　　　2002 年　米国ベイラー医科大学神経内科レジデント
　　　　　　　　　　　2004 年　同チーフ・レジデント兼任
　　　　　　　　　　　2005 年　同神経生理学フェロー
　　　　　　　　　　　2006 年　トヨタ記念病院統合診療科　医長
　　　　　　　　　　　2009 年　米国メソジスト病院神経内科神経生理部門
　　　　　　　　　　　2009 年　米国コーネル大学アシスタントプロフェッサー
　　　　　　　　　　　2013 年〜 現職

■ 監修者
　香坂　　俊　　慶應義塾大学医学部循環器内科 専任講師
　　　　　　　　同　医療科学系大学院臨床研究・統計部門 プログラム責任者
　　　　　　　〔略歴〕1997 年　慶應義塾大学医学部卒業
　　　　　　　　　　　1999 年　米国セントルークス・ルーズベルト病院
　　　　　　　　　　　　　　　 内科レジデント
　　　　　　　　　　　2003 年　同チーフ・レジデント
　　　　　　　　　　　2004 年　米国ベイラー医科大学 Texas Heart Institute
　　　　　　　　　　　　　　　 循環器内科フェロー
　　　　　　　　　　　2006 年　米国コロンビア大学循環器内科スタッフ
　　　　　　　　　　　2008 年　慶應義塾大学医学部循環器内科
　　　　　　　　　　　2014 年〜 東京大学医療品質評価学講座 特任准教授(併)

目 次

第1部　総　論

■ 1章　睡眠医学を学ぶための「極論」の前の「総論」
[Introduction] --- 1

極論1　睡眠医学のお作法を知らずに研修期間は終わる　1
極論2　睡眠は究極のプライバシーである　7
極論3　終夜睡眠ポリグラフ検査を見れば進路が変わる
　　　　睡眠そのものに興味を向けろ　10
極論4　共通語を知れば，睡眠医学に参入できる　12

コラム1　睡眠医学はどうあるべきか？　14

第2部　外来で診る睡眠医学

■ 2章　成人の閉塞性睡眠時無呼吸症候群　診断編
[Diagnostic approach for OSAS in adult] ------- 16

極論1　OSASを知っている？　ありがとう！　でも謙虚であれ　16
極論2　OSASを診るな，患者を診ろ　18
極論3　上気道を診ないOSASの診察は無駄　21
極論4　OSASは突然「出現」したり「消失」したりする　29

コラム1　スクリーニングを感度の低い検査ですると，どうなるのか？　33

■3章　成人の閉塞性睡眠時無呼吸症候群　治療編
[Treatment for OSAS in adult] ·············· 36

- 極論1　AHIをよく知ることがOSAS治療の第一歩　36
- 極論2　CPAPは「人工呼吸器」ではない　41
- 極論3　CPAPで効果がなくても驚くことではない　43
- 極論4　医者の正義を押しつけない．疫学を脅しの道具に使わない　47

> コラム1　「CPAPミラクル」は嗜む程度．中毒になるな！　46
> コラム2　OSASの治療法の歴史　50

■4章　パラソムニア　睡眠中の異常行動 [Parasomnia] ···· 53

- 極論1　パラソムニアは「睡眠に付き従う，随伴する」ではなく，「睡眠中にするべきではない」行動　53
- 極論2　泥酔とパラソムニアは似ている　58
- 極論3　パラソムニアが生じる必要条件を考えろ　61
- 極論4　本物の睡眠専門医の出番　67

> コラム1　中枢パターン発生器（central pattern generator）って？　66

■5章　ナルコレプシー [Narcolepsy] ···················· 72

- 極論1　知らない疾患は絶対に診断できない　72
- 極論2　神経伝達物質を理解しなければ，診断も治療もできない　77
- 極論3　オレキシン・ハイポクレチンが「一番偉い」　78
- 極論4　REM睡眠は「かわいい」が「無防備で危険」　83
- 極論5　メチルフェニデートだけを畏れるな．ドパミン作動薬すべてを敬い畏れよ　87

> コラム1　オレキシン？　ハイポクレチン？　さあどっち？　76

■ 6章　レストレスレッグズ症候群（下肢静止不能症候群）
　　　　もしくは Willis-Ekbom 病 [RLS/WED] ------------ 91
　極論1　ああ，もう「むずむず」とか，「脚」とか，
　　　　　「レッグス」とか，「レッグ」とか，やめてくれ！　91
　極論2　どうして「気のせい」では済ませられないのか？　97
　極論3　簡単に「診断できる…」はずがない　99
　極論4　原因がよくわからないのに治療していることを畏れよ　101

> コラム1　疾患命名法　96

第3部　境界領域で診る睡眠医学

■ 7章　救急外来における睡眠医学 [Emergency room] --- 106
　極論1　救急外来の「眠れません」は「眠れない」ことが問題ではない　106
　極論2　ブレーキ痕がない交通事故では睡眠を絶対に忘れない　110
　極論3　救急医が今そこで，燃え尽きようとしている　114
　極論4　当直勤務のアウトカムは「生産性」ではない　117

> コラム1　居眠り運転は，居眠る前が生死の分かれ目
> 　　　　（「判断力低下」を軽く考えるな）　112

■ 8章　不　眠 [Insomnia] ---------------------------- 121
　極論1　不眠が焦げつくのは，睡眠を知らないから！　121
　極論2　きっぱりいい切る！　不眠とは「○○」の故障　126
　極論3　鑑別診断ではなく，システムで考えろ！　130
　極論4　慢性不眠には治癒の可能性と治癒しない理由がある　132
　極論5　睡眠薬は「一時避難所」　137

> コラム1　不眠に対する科によるイメージの違い　139

第4部　入院で診る睡眠医学

■9章　入院病棟における睡眠医学［Inpatient ward］ ----- 141
- 極論1　病院でふだんどおり眠れるほうが「異常」 141
- 極論2　不眠時処方は「避難所」だと思え．哲学がなければ迷走するのみ 145
- 極論3　不眠時処方の絶対「ダメ」！ 149
- 極論4　「不眠を改善」＝「睡眠薬を処方」という発想から脱却せよ 151

> コラム1　同室者や夜勤の看護師さんの情報は絶対に無視しない．
> 　　　　　不眠ではない「眠れない」を見逃さない 144
> コラム2　入院してよく眠れる患者たち 154

■10章　集中治療室における睡眠医学［ICU］ ---------------- 155
- 極論1　「ICUの意識障害」は「覚醒機能不全」と捉える 155
- 極論2　RASは覚醒に必要だが，局在として十分ではない 161
- 極論3　「覚醒機能不全」と考えれば「睡眠」も評価すべき 162
- 極論4　ICUに必要なのは「ブレインモニタリング」である 164

> コラム1　正常な脳の睡眠を診るのが睡眠医学？ 167

第5部　社会で診る睡眠医学

■11章　医師の睡眠不足［Insufficient sleep of MDs］ ----- 169
- 極論1　医師は睡眠不足のことを知らない 169
- 極論2　自覚症状を当てにするな！ 172
- 極論3　医師たるもの，「Libby Zion」事件を全員知るべし 176
- 極論4　睡眠不足を見つけたらやることは1つだけ 180

> コラム1　新しいルールを徹底させる方法　—米国の強烈な方法— 179
> コラム2　なぜ医師の交代勤務が確立できないのか？ 183

■ 12章　（小児科医以外のための）小児の睡眠医学
　　　　　[Pediatric sleep medicine] ------------------------- 186
　　極論1　「寝る子は育つ」をよく考えろ　186
　　極論2　10代に「朝型」を強制するのは犯罪に近く，
　　　　　「睡眠時間」の確保は家庭，社会全体で考える　192
　　極論3　小児のOSASのメカニズムは成人と一緒だが「症状」が違う　197
　　極論4　小児のOSASは治療が違う　199

　　　コラム1　うちの子の問題はすべて睡眠が原因？　190
　　　コラム2　小学校の授業中の居眠りは絶対に異常　196

■ 13章　概日リズムと睡眠覚醒リズム障害
　　　　　[Circadian rhythm & Circadian rhythm sleep-wake disorder] ------------------------- 202
　　極論1　リズムとは繰り返すこと　202
　　極論2　「時計合わせ」はいつも重要　206
　　極論3　まずは，概日リズムに介入する原理を知るべし　210
　　極論4　「概日リズムの治療」は「行動の治療」であり，
　　　　　決して光だけで完結しない　215

　　　コラム1　時間生物学という分野　208
　　　コラム2　互師互弟と最初の師　218

キャラクター紹介

【The Organs】オルガンス

『極論で語る』シリーズの案内役こと，【The Organs】．睡眠医学でも，DAINOくんを筆頭に各キャラクターが活躍します．

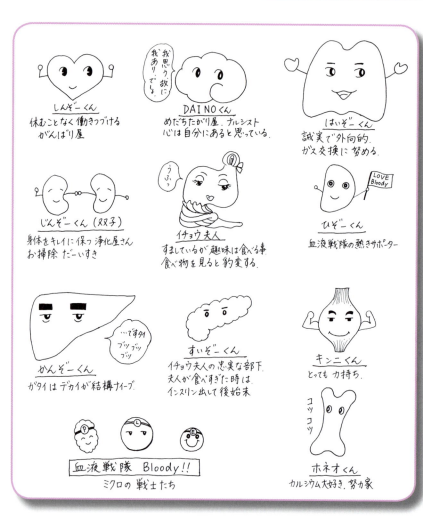

■ 各章イラスト
　龍華　朱音　　名古屋大学大学院医学系研究科 血液・腫瘍内科

第1部 総論

睡眠医学を学ぶために必要な基礎知識を解説しています.

1 睡眠医学を学ぶための「極論」の前の「総論」[Introduction]

極論1　睡眠医学のお作法を知らずに研修期間は終わる
極論2　睡眠は究極のプライバシーである
極論3　終夜睡眠ポリグラフ検査を見れば進路が変わる
　　　　睡眠そのものに興味を向けろ
極論4　共通語を知れば,睡眠医学に参入できる

　これまでの「極論で語る」シリーズでは,基本的に総論的な章を設けずに議論を進めてきました.しかし,睡眠医学の分野に関しては多くの医師が医学部で教育を受けていないので,共通にもつべき基礎知識が欠如しています.そのため「極論」の極論たるゆえんが伝わりにくいと考えたため,本書では特別に総論のような章を設けました.

極論1　睡眠医学のお作法を知らずに研修期間は終わる

　皆さん,いろいろな科をローテートしていますか(あるいは,してきましたよね?)？　そして,初めての科にローテートした初日はいつも緊張しますよね.なぜでしょう？　私も異常に長い研修生活(日米合計10年！)を経験しました

ので，まだあのビクビクした感覚を覚えています．緊張する理由はだいたいその科の地雷がどこにあるかわからないからです．このことはもちろん自分が失敗して学ぶこともあれば，誰かが指導医の地雷を踏んでくれて，こっぴどくダメ出しをされているのを見て「おお，そんなことにこだわるんや…」と学ぶこともあります．

> 具体的に見ていきましょう．例えば，感染症科にコンサルトするときには，喀痰の性状，グラム染色の結果，抗生物質の使用日数を知らないと，こっぴどくダメ出しをされます（逆にダメ出しをしない指導医はダメです）．それらのダメ出しには裏づけとなる理由があり，そこから学んでいくのが研修です．ですからコンサルトやカンファでのダメ出しというのは貴重な教育の機会だと思っていますし，指導医たるもの，研修医が答えられないレベルの質問まで用意しておかなければならないと思っています．まあ研修期間とは，いってみれば，そういう紆余曲折を経ることが許される期間であり，しっかり学んでほしいと思います．裏を返せば，研修期間が終わってしまうと，素直な気持ちでダメ出しを受け入れられなくなるため，医師人生の中でも非常に貴重な時間ともいえます（それができる人もいますが，かなり難易度高いです）．

さて，それでも皆さんの中で**睡眠専門医**にコンサルトして，ダメ出しをされた方はいないと思います．それはすなわち，**睡眠医学のお作法を習う機会が今まで全くなかった**ことを意味しています．研修を修了して，一応曲がりなりにも独り立ちし，プライドも出てきた頃に，いざ睡眠のことを睡眠専門医に相談すると，お作法がなっていないので，ようやくダメ出しを食らうわけです．これは睡眠医学にもお作法（もあれば地雷）があるのですから当然です．しかし残念なことに，研修後のタイミングでは教育効果はあまり高くなく，**軋轢を生み出す場合のほう**が多くなります．これは，日本だけの問題ではなく，米国でも同様です．では，「睡眠医学のお作法」とはどのようなものでしょうか？　考えてみましょう．

1 睡眠について聞く

　通常の病歴では，患者の睡眠について聞くことはまずありません．しかし，主訴が睡眠（もしくは覚醒）に関するものであれば，睡眠について聞くべきは自明のことです．ただし，次のように，睡眠医学の病歴聴取には特殊な要素が多少あります．

> **睡眠医学の病歴聴取の特長**
>
> 1. 睡眠中のことは患者本人が覚えていない
> 2. 睡眠は覚醒と関係が深い
> 3. 睡眠は生活のリズムと密接な関係がある
> 4. 一緒に眠るベッドパートナーから情報を得なければならない

　基本的な病歴は昼間の症状と夜間の症状に分けて聞くと，睡眠医学の睡眠に関する病歴として整理しやすくなります．まず「**主訴**」に関連する症状を先に記載するべきと思います．そして「**睡眠歴**」を別に記載します．記述式のところとかぶっても構いません．睡眠に関していえば，細かく

- 就寝時間（ベッドに行く時間）
- 入眠までのおよその時間
- 中途覚醒
- 起床時間
- 昼寝の有無と回数
- 平日と週末のスケジュールの違い

を聞き取ります．

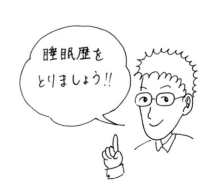

2 社会歴について聞く

　特に仕事について聞きます．なぜなら睡眠のスケジュールは仕事によって全く変わってきますから，聞かないわけにはいきません．パン屋さんや漁師さんが朝3〜4時に起きるからといっても，それは早朝覚醒ではありませんし，大学生が午前1時や2時まで起きていても，それは驚くことではありません．なお，このときに「サラリーマンです」「会社に勤務しています」なんていわれて引き下がってはいけません．業務内容を聞かないといけません．世の中にはいろいろな会社があります．フレックス勤務もあれば，ガチガチのシフトワークの会社勤務もあります．一時休職しても絶対に解雇しないポリシーの大会社もあれば，来月あぶないような自転車操業の会社もあります．**勤務状況によって睡眠のスケジュールは影響を受けるわけです．単刀直入，そこを聞く必要があるのです．**

3 ベッドパートナーに聞く

　睡眠の特徴は，その間のことを憶えていないことです．**基本的に患者本人から聞けることは睡眠前後と中途覚醒時の情報であって，睡眠中の情報ではありません．**ですから，ベッドパートナーからの情報は睡眠の診療にとって，まさに千金の値があります．例えば，いびきの情報は本人から聞くと「いびきはかくらしいけど，よくわかりません」程度となりますが，ベッドパートナーから聞くと「いびき？　あれはいびきなんてものじゃありません．地響き．おまけにときどき呼吸が止まるので恐ろしくてなりません」「(本人) えっ，知らなかった．何でいってくれないの？」「(ベッドパートナー) だって，そんなこと聞かないし」など，と睡眠中の情報が取れることはよくあります．

　また，夜間の異常行動はベッドパートナーの情報なしには，診療が進みません．一緒に受診してくれればよいのですが，受診時にパートナーがいないときは，患者に携帯電話で連絡をとってもらって，病歴聴取することも最近では多くなりました（もちろんベッドパートナーと共に受診するように，初診の予約時点で勧めるのは当然です）．

　とはいっても，日本では夫婦別室で眠ることも多く，結婚していても必ずしもベッドパートナーがいるとは限りません．そういう場合は「家族旅行や社員旅行でいびきを指摘されていないか…？」という聞き方をする必要性があります[1]．

睡眠医学における病歴聴取例

前述の睡眠情報を含む病歴の例を挙げてみます．

- 主　訴：日中の眠気
- 現病歴：40歳，男性，既往歴なし．

　総合商社に勤める会社員．デスクワークでシフトワークなし，日勤帯勤務．ここ2ヵ月前から日中の眠気が強くなった．仕事中は覚醒していられるが，会議などで居眠りをしてしまうことが多くなり，上司から指摘された．半年ぐらい前から，「仕事の能率が低下している」「些細なミスが増えた」「イライラしやすくなった」などの症状を自覚している．

　2年前に結婚して，3ヵ月前に第一子が誕生した．会社の付き合いなどは極力減らしているが，帰宅は午後9時より前になることは少ない．就寝時刻は午後11時から深夜0時である．寝つきに問題はないが，第一子のオムツ交換のため，午前2時か3時に必ず1回は10分程度覚醒する．このときも寝つきは問題なく，すぐに眠ることができる．午前6時に起床するが，起きるのが非常に難しくなった．スヌーズ機能を2～3回使用して，ようやくベッドから這いだす状態である．

　自宅は郊外にあり，朝は通勤ラッシュを避けるため，午前7時には家を出る．通勤電車で30分ほどの仮眠をとっている．会社で昼寝はできない．週末は午前8時か9時まで眠る．体調はふつうだが，完全には疲れがとれない．

　最近体重が10 kgほど増えた．勤務先は比較的大きな会社ですぐにクビになるような危険性はない．妻も同室で眠っているが，「最近いびきをかくようになった」「口を大きく開けて眠っている」「ときどき呼吸が止まっている」「最近元気がなく心配…」と指摘している．

- 就寝時刻：午後11時～深夜0時
- 入眠までの時間：5分以下
- 起床時間：午前6時

- 昼寝の有無と回数：朝の通勤電車で 30 分
- 平日と週末のスケジュールの違い：週末の起床時間は午前 8 ～ 9 時

という具合に病歴を書きます．どうでしょう？　どのように考えますか？

4 とりあえず OSAS について聞く

　睡眠外来に訪れる患者の 90％は**閉塞性睡眠時無呼吸症候群［obstructive sleep apnea syndrome；OSAS］**ですので，とりあえず OSAS に関することは聞きます．主訴と関連することもあれば，単に併存していることもあります．とっかかりとしては，夜間と昼間の症状に分けて聞くことをお勧めします．他の科でもやる陽性，陰性所見（pertinent positive/negative）に相当します．よく聞くのは次の症状です[2]．

- 夜間の症状（成人）：いびき，（ベッドパートナーが目撃した）**無呼吸**，中途覚醒，喉の乾き，口呼吸の有無，早朝覚醒，起床時の熟眠感
- 夜間の症状（小児）：発汗，寝相が悪い，背屈して眠る，頻繁な体位変換
- 昼間の症状（成人）：眠気，イライラ感，集中力の低下，判断力の低下，カフェイン摂取の有無，昼寝の回数と時間，体重の増減
- 昼間の症状（小児）：(特に小児の) 授業中の居眠り，学校の成績，低身長，低体重，アレルギー性鼻炎の有無

5 服用薬について聞く

　服用薬については必ず聞きます．睡眠薬の種類，量，最近の増減なども，当然聞きます．また，中枢神経刺激薬（モダフィニル，メチルフェニデートなど）を服用している場合もありますので，これも聞きます．ここまでは当然といえば当然です．最近では，服用薬に関しては電子カルテで自動的にカルテに記載されることも多いと思います．

　さて，ここからが問題です．睡眠薬や中枢神経刺激薬と分類されていなくても，睡眠や覚醒に影響を与える薬剤は非常に多くありますが，これらは医療従事者が認識しなければなりません．しかし，そのためには睡眠のメカニズムを理解する

ことが必要です．コツは「どの神経伝達物質が睡眠に関わっているかを知る」とよくわかります．

ちょっと例を挙げてみると，オレキシン・ハイポクレチン，ヒスタミン，GABA，セロトニン，ドパミン，アセチルコリン，ノルアドレナリンなどがあります．抗ヒスタミン薬が眠気を催すぐらいのことは知っているかもしれませんが，セロトニン再取り込み阻害薬と RLS［restless legs syndrome, レストレスレッグズ症候群］，RBD［REM sleep behavior disorder, レム睡眠行動異常症］との関連を指摘するにはある程度のレベルの勉強が必要になります．そのほか，ドパミンと睡眠の関連も非常に面白いですが，これもかなり深い理解が必要です．その分野に影響を及ぼす薬剤を理解するにはかなりのレベルの知識が必要なのです．

極論2　睡眠は究極のプライバシーである

【極論1】で社会歴，特に仕事の病歴聴取の重要性を説明しました．また，ベッドパートナーからの話が必要ということも強調しました．こういう病歴を聞くと，すらすらと答える患者もいれば，慎重に言葉を選んで答える患者もいます．

特に仕事のことで話したくない（話せない）ことを隠されることは，ざらにあります．パイロットや職業運転手の人にとっては，下手なことをカルテに書かれて，後日カルテ開示されたりすると失職する可能性があります．企業機密，国家機密に関与しているなんてこともあります．

そうかと思えば，昼間は普通に会社員として勤務しているが，夜は別の仕事をしている人もいます．これも，最初はまず話してくれません．人間関係の構築ができて，初めて秘密を共有してくれるようになります．また，日本人の会社員にとって，昼間に眠気があることは「怠け者」であるという認識が強いので，なかなか「眠いです」とはいってくれません．こういうときは「退屈な会議とか，レクチャーだと，居眠りしませんか？」という質問をします．この質問には，不思議と「ああ，それは居眠りしますね」とあっさり白状してくれます．しかし，「昼間眠いですか？」と聞くと「眠気はない」と頑として否定します．

筆者談 1　睡眠医学を専門にするということの一側面

　専門医に求められるのは「最新の知識」だけではありません．その専門分野での「歴史」を知ることも求められます．専門医になると，非専門医との関係だけでなく，ほかの専門医，特に自分よりキャリアがうえの専門医とネットワークをつくることになります．これは学会に所属すれば，避けられないことです．そして年配の専門医たちは，歴史を語ることが大好きです．その分野の歴史を知らないと「若僧扱い」されてしまいます．じつは，このことは学術的にも重要なことで，自分がやっている研究は「どのような先人の研究をもとにしているのか」，そして「どのようなインパクトをもたらし」「将来どのように発展していくのか？」をわかっていないと，その分野の発展に寄与できません．

- もともと，睡眠医学は REM 睡眠を Nathaniel Kleitman と Eugene Aserinsky が University of Chicago の研究で発見して始まった
- そのときの学生の 1 人だった William C. Dement がスタンフォード大学で睡眠研究所を開いた
- スタンフォード大学で Christian Guilleminault が睡眠時無呼吸症候群 sleep apnea syndrome（SAS）という名称を提唱し，無呼吸低呼吸指数 apnea hypopnea index（AHI）を定義した

これらは，ほかの専門分野の人にとってはどうでもよいような情報ですが，このような知識は専門医を名乗る人たちは，当然知っておかなければならないものです．特に睡眠医学のような若い臨床分野では，知っておかないと大変なことになる場合があります．なにしろ，上述したような歴史的な発見や提唱をした人たちが存命しており（Kleitman と Aserinsky は亡くなっています），米国睡眠医学会の学術集会でトコトコ歩いて，自分のポスターや発表で発言し，「なんか偉そうなことをいう人だな」と思ったら「レジェンドその人だった」なんてことがあります．ときとしてレジェンドがほかのレジェンドと喧嘩腰の議論をしている光景も目にします．そのようなときもお互いの歴史背景を知っていれば，どこにキレているのかわかりますし，もしかして自分の専門中の専門分野の議論であれば，スパッと切れのいいコメントをいうこと（これは至難の技です）もできるかもしれません．

　かくいう私も米国睡眠専門医を取得したときは，このような歴史を全然知りませんでした．そんな私に日本，米国，世界の睡眠医学の表の歴史から黒歴史まで丁寧に教えてくれた人が，関西電力病院睡眠関連疾患センター長の立花直子先生です．「先生，あの偉そうな人，誰ですか？（ヒソッ）」という私の恐ろしい質問に「（なにいうてんの？）あの人が（レジェンドの）○○先生です」と飽きずに答えていただいていることを感謝します．

ベッドパートナーに関しても，結婚相手だけならば文学もドラマもこの世に存在しないわけで，本当にいろいろな状況に遭遇します．こういうことをいうと，所属科によって反応がかなり違います．「えー，そこまで踏み込むのは，ちょっといやだな」という医師もいれば，「だから，どうした？　そんなこと聞くのは，当たり前だ」と思うツワモノな医師もいるかもしれません．特に精神科はこういう情報の扱いに慣れていますし，そこに踏み込まなければ，精神科ではないともいえます．睡眠医学はいろいろな科の側面がありますが，こういうプライバシーに切り込んでいくところは，精神科の病歴聴取によく似ています．

　医療従事者にはカルテの記載内容に守秘義務が当然あります．が，睡眠医学の病歴には精神科レベルの守秘義務（そんなレベルは存在しませんが）があると思ってほしいのです．それを守ったうえで，究極のプライバシーへダイブし，患者にとってベストな医療を提供しなければなりません．

　9章で推奨している sleep wake log [睡眠・覚醒と行動の記録票] という「何時に眠り」「何時に覚醒して」「何時に活動したか」を記入してもらう用紙があります．しかし，この紙切れに含まれている情報は非常にプライベートなもので，本当に「見る人が見る」といろいろ

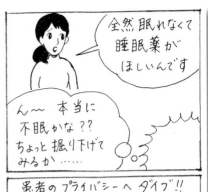

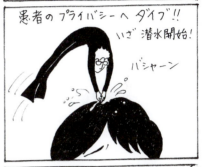

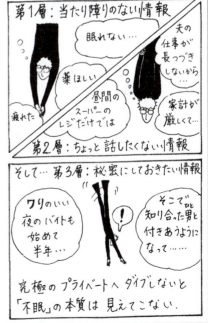

なことが透けて見えてしまいます．「何で，終業後にまっすぐに家に帰ってないの？」「主婦と違うのか？」「この中途覚醒は一体何だ？」「何をしているの？」などと，いろいろ他人の生活を覗き見ることになります．

　病歴聴取による個人情報の把握は医師の仕事の一部ですが，これが許されるのは「患者を助ける」という正義があるからです．こういう情報は取り扱い次第では大変な問題を引き起こします．例えば，家族に内緒のバイトや愛人の存在が判明することがありますが，家族であっても安易に漏らすと大変です．必ず患者個人の許可を取ってからでないと，家族にも話すべきではありません．これが，**睡眠は究極のプライバシー**である所以です．

極論 3　終夜睡眠ポリグラフ検査を見れば進路が変わる　睡眠そのものに興味を向けろ

　わたくしごとになりますが，なぜ私が，神経内科，てんかん学から鞍替えして，睡眠医学を志したと思いますか？　それはとりもなおさず「睡眠そのもの」に興味がわいたからです．当たり前ですが，睡眠はあまりにも身近な存在なので医学の一部門として認識する機会がかえって少ないのです．その少ない機会を与えてくれるのが**終夜睡眠ポリグラフ検査 [polysomnography；PSG]**です．

　PSGそのものの名前を聞いたことはあっても，実際の検査風景を見たことや一緒に検査に入った人は少ないと思います（なにしろ夜に人が眠るときに行う検査ですから）．私は神経生理のフェローの際のてんかんモニタリングで，夜間のてんかん発作，行動異常をたくさん観察することが原因となり，睡眠に完全にはまってしまいました．PSGも実際に検査してみると，睡眠を観察することの面白さがわかります．特に夜間の行動異常を観察することは，医者人生の中で最も興奮する瞬間です．

　ここで1つ，皆さんにお願いがあります．もし，あなたの病院でPSGをやっており，担当医や検査技師の許可が得られるのであれば，ぜひPSGを見てほしいのです．最初は検査開始から1時間30分〜2時間で結構です．**人が眠るところを，実際に測定しながら，見ることの面白さ，**がわかると思います．そして「自

分の専門分野の患者ならどうだろう？」と考えてほしいのです．
　あなたの専門が循環器科なら

> このいびきのとき，血圧はどうなるだろう？
> 覚醒反応がめちゃくちゃでているな…
> 自律神経はたまったものじゃないな…
> 胸郭と腹部の動きが同調していないな…
> 胸腔内圧はどうなっているのかな…

などが思い浮かぶかもしれません．さらに，腕のよい睡眠専門医の解説を聞くと，さらに理解が深まります．翌朝か後日に答え合わせを聞いても面白いです．勉強も大事なのですが，勉強にはモチベーションが必要です．まずは睡眠観察の面白さを経験してほしいと思います．そうすれば，睡眠への興味は自然とわいてきます．

　PSGを，OSASの診療のパラメータを出すためだけの測定器と考えないでください．そしてPSGでは，あなたの疑問に答えられないかもしれません．例えば，前述のように睡眠中の血圧は標準的なPSGでは測定しません．胸腔内圧も測定しません．しかし測定する方法はあります．つまり，**標準的なPSGは「睡眠を観察するための最低限のパラメータ」**にとどめてあるのです．ですからPSGとは，「パラメータを必要に応じて足す」存在と考えねばなりません．

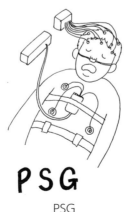

PSG

「でも，簡易検査があるじゃないか？」と思う人もいるかもしれません．最近では，PSG から脳波を除いた簡易検査で OSAS を診断し，速やかに治療しようという傾向が盛んです．これには米国の PSG の値段が高すぎる（費用は1件，5,000 ドル〜1万ドル）という背景があります．日本は1件3万3千円ですので，保険行政の背景がかなり違います．しかし，何よりも根本的なことが違います．簡易検査はあくまでも OSAS を簡易に検査するためにあり，睡眠を観察しているわけではありません．簡易検査では絶対に睡眠の観察はできません．睡眠を定義している脳波が抜けているからです．「面白いから（PSG の）簡易検査を見てごらん」なんてことは，絶対にいえません．面白くないからです．

　何度でもいいます．睡眠を観察するには（簡易検査でない）PSG が必要です．ぜひ一度見学してみてください．進路が変わるかもしれませんよ．

極論4　共通語を知れば，睡眠医学に参入できる

　PSG を見てもらうとわかるのですが，脳波，呼吸モニター，酸素飽和度，心電図，呼吸努力ベルト，眼球運動図，オトガイ筋筋電図，いびきのマイク，前脛骨筋の筋電図など，本当に Poly という名に恥じないパラメータの多さにうんざりするかもしれません．でもよく見ると，全部のパラメータを知らないわけではなく，一部はよくご存知かもしれません．私は神経生理専門医でしたので，脳波はよく知っていました．しかし呼吸のパラメータは，正直あまりよく知りませんでした．逆に，呼吸器科の医師は呼吸のパラメータは知っていても，脳波はよくわからないなんてことを聞きます．**睡眠医学は多分野集学的です．それを PSG が体現しています．**いろいろ科が専門技術をもちよって，進歩してきた分野なのです．ですから，どの科の医師でも睡眠医学に参入することは可能ですし，大歓迎です．

　さて，ここで「参入してみたいな？」と思った方にお願いがあります．それは，参入するのであれば，ほかの分野の人たちと議論できるようになってほしいのです．議論するには共通語が必要です．その共通語がこの分野では（繰り返しにな

りますが）PSGです．このPSGに自分の分野のパラメータを組み込んで，初めてあなたの分野の新しい知見が他の科の医師と共有できるのです．例えば，消化器内科の医師が「逆流性食道炎はOSASと関連がある」ということを睡眠医学の学会で発表するとします．すると

> 睡眠ステージとの関連はどうですか？
> 覚醒反応との関連はどうでしょう？
> 酸素飽和度との関連は？
> 心電図との関連は？

という質問がいろいろなバックグラウンドの医師から投げかけられます．そのときに

> pHセンサー記録をPSGと同時に記録した結果をお見せします

といって出してくれれば，議論がとても盛り上がるのです．PSGに組み込むことで，睡眠医学にいる人間は最新の知見であっても共通語を使って話し合うことができるのです．PSGがないときの議論は「このパラメータは睡眠と関係があります」「はあ，そうですか．本当ですか？」「本当です」という噛み合わない議論になってしまいます．皆さんの専門分野をもち寄って，PSGという共通語で語らい，睡眠医学を進歩させてみませんか？

コラム1　睡眠医学はどうあるべきか？

International Classification of Diseases，略してICD（疾病及び関連保健問題の国際統計分類）と呼ばれる疾患分類があります．現在米国では，ICD-9からICD-10への移行の真っ最中です．ICDが9だろうと10だろうと，特に米国で診療をしない限り覚える必要はありません．これは主に保険診療請求の際に用いられるcode表で使用されます．codeごとに請求できる金額がだいたい決まっています．それに基づき保険会社は支払いを行います．ですから米国の医療事務の人たちにとって，非常に重要な意味をもっています．

この分類に基づいてマネーフローが生じるわけです．医療事務をしている側から見ると「この科はよくこのcodeで請求がでるな」という日常を経て，「このcodeを使うのはあの科！」という認知が形成されていくわけです．例えば，ICD-9ではepilepsy unspecified 345.9というcodeがありますが，これは米国では神経内科，特にてんかん専門医のオフィスで使用されます．逆にいうと，他の科から突然，このcodeを使って保険請求がきたら「あれ？　何だ？　何かの間違いか？」と医療事務は問い合わせをしてきます．

ふり返って睡眠医学はどうかといいますと，まずICD-9ではsleep disturbance（睡眠関連疾患）という大まかな括りのcodeの780.5があり，その中にinsomnia 780.51（不眠）などの枝に分かれたcodeがあります．しかし，circadian rhythm sleep disorder（睡眠覚醒リズム障害）は327.3，obstructive sleep apnea（閉塞性睡眠時無呼吸）は327.23という全然違うcodeに属しています．**これは睡眠医学が「いつも，どこかの科の養子」であった歴史と関係があります．**睡眠医学のcodeで請求する科がどこであろうと，codeがバラバラだろうと「ああ，睡眠の問題はどこでもあるしね」と，誰もそれほど気にとめていなかったのです．

それが，ICD-10ではすべての睡眠関連疾患がG47という独立したカテゴリーにすべて収められました．これは睡眠関連疾患の国際分類を何回も改訂し，睡眠医学というものがある程度周りに認知されてきた結果です．「睡眠のことは睡眠医学科がやってくれ」という雰囲気がマネーフローの側からできてきたのです．「**G47を使って請求するのは睡眠医学科**」という形ができたわけです．実際には完全に独立した睡眠医学科というのは，まだ一般的ではありません．スタンフォード大学でも「精神科睡眠医学部門」です．**われわれの悲願は睡眠医学科として，睡眠外来，睡眠検査とコンサルト業務をこなす独立した科になることです．それが最も効率よくいろいろな科出身の人材を取り込み，教育し，診療する形だと信じているからです．**

イメージとしては，感染症科，緩和ケア科などの少人数ではあるが，ないと困るような科です．レジェンドたちも若い専門医もそこを目指して努力しています．

睡眠医学を学ぶための「極論」の前の「総論」で押さえなくてはいけないポイント

1. 睡眠の病歴の取り方を知ることが睡眠を評価する第一歩
2. 究極のプライバシーに踏み込んでいく自覚をもつ
3. 終夜睡眠ポリグラフ検査（PSG）で睡眠を観察するのはとても面白い
4. PSGは睡眠医学に参加する際の共通語である

●文献
1) http://www.oshnet-jp.org/library/column/freetalk/file/free_3.pdf.
2) Epstein LJ, Kristo D, Strollo PJ, Jr, Friedman N, Malhotra A, Patil SP, et al.：Clinical guideline for the evaluation, management and long-term care of obstructive sleep apnea in adults. J Clin Sleep Med. 2009 Jun 15;5(3):263-76.

第2部　外来で診る睡眠医学

主に外来で診ることが多い疾患を解説しています．

2　成人の閉塞性睡眠時無呼吸症候群
診断編
[Diagnostic approach for obstructive sleep apnea syndrome (OSAS) in adult]

> 極論1　OSAS を知っている？　ありがとう！でも謙虚であれ
> 極論2　OSAS を診るな，患者を診ろ
> 極論3　上気道を診ない OSAS の診察は無駄
> 極論4　OSAS は突然「出現」したり「消失」したりする

極論1　OSAS を知っている？　ありがとう！でも謙虚であれ

　私が「睡眠医学が専門です」と自己紹介すると，「ああ，OSAS とか？」といわれるほど，**閉塞性睡眠時無呼吸症候群 [obstructive sleep apnea syndrome；OSAS]** は，睡眠医学の中でも大きな比率を占める疾患です．

　確かに大きな比率を占めるコモンな疾患ですから，疫学データが重要になって

きます．患者を診察する前に疫学を知っておかないと，自分の検査前確率の推定がうまくできません．よく引用される疫学調査は，米国の Wisconsin Sleep Cohort Study です（研修医，医学生の皆さん！　これを知っていると，「睡眠医学を勉強しているな」と思われますよ．でも悲しいことに睡眠医学のローテがない…・涙）．この研究は頻繁に引用され，批判もあるのですが，OSAS の有病率（後述しますが，無呼吸低呼吸指数［apnea hypopnea index；AHI］が 5 以上という条件のみで診断）は，30 ～ 60 歳で女性 9％，男性 24％と報告されています．ただし，眠気があるという条件を加えると，女性 2％，男性 4％になります（日本での有病率はだいたい 2％といわれています）[1]．このように治療可能かつ有病率が高い疾患ですから，睡眠外来の患者の大部分を占めます[2) 3)]．さらに居眠り事故との関連で，睡眠医学が世間の耳目を引きつけることがときどきあります（新幹線のオーバーラン，タンカーの事故，スペースシャトルの打ち上げ事故など）．

とまあ，ここまではよくある OSAS の導入です．さて，ここで注意してほしいのは，この導入に続いて「**居眠り**」と「**OSAS**」を混同した議論がよくなされることです．OSAS が日中の眠気と居眠りのリスクであることは明らかですが，**居眠り運転，すなわち OSAS というわけでは決してありません**．当直明けで，昼過ぎのレクチャーで，居眠りをしていたら「お前，OSAS だろ！」といわれるようなものです．

居眠りの原因にはいろいろな要因が関わってきます．少し考えても，シフトワークや睡眠不足などが挙げられます．自戒も込めていいますが，居眠りによる事故があった場合，すぐにマスコミや周囲に対して「OSAS があるかもしれません」というコメントをいうのも止めたほうがいいです．**これは自分が眠気や睡眠の評価をきちんとできないことを露呈するようなものです**．

睡眠はすべての人に生じる現象ですから，皆が何らかの意見をもっています．OSAS に関しても一般の人たちに知識が広まっています．また，睡眠医学はいろいろな職種が関連する多分野集学的な分野ですので，医師だけでなく研究者，検査技師，看護師，心理士，エンジニアからベッド業者まで関わっており，この特徴は睡眠医学を非常に面白い分野にしています．しかしながら，そのために患者が医師以外の人からも「いびき，やばいよ．OSAS かもしれないよ？」「眠い？　OSAS かもよ？」などと気軽に意見をいわれます．

さらにインターネットで情報を拾い集めて「一体何が正しいのか」わからなくなってしまう患者も多くいます．そして，睡眠外来にはそういう患者がたくさん来ます．一般に知識が流布していない分野ですと，医師の意見を患者がすんなり受け入れてくれますが，睡眠医学に関してはそうはいきません．

　このような状況にあって，医師による診療，説明が同じような井戸端会議レベルであってはいけません．**医師たるもの，玉石混交のインターネットの知識を承知したうえで，学術的に裏づけのあることを話すことが必要です．**そして，病院に来た患者に対して，医師は医師の仕事をする必要があります．単に「眠い？　いびきがある？　そう，OSASあるかもね」ではいけないのです．

極論2　OSASを診るな，患者を診ろ

　基本はいつも大切です．基本の哲学が曲がると，本当にわけのわからないことになります．特に睡眠医学は自分の哲学を曲げるようなことをいろいろいわれることがあります．曰く，「この簡単な質問票で，OSASが簡単に診断できます」「このアプリで簡単に睡眠の質がわかります」などです．まずはくれぐれもこの「簡単に…」という言葉に騙されないようにしましょう．1章でもとりあげましたが，睡眠はもともと多くのシステムが関わるものですから，「簡単」な方法なら「一部分」しか見えてきません．ですからOSAS患者でも，これらのシステムを考慮して情報収集しなければなりません．問題がOSASだけとは限らないのです．問診では，まず睡眠時と覚醒時の症状を聞いていくのですが，OSASに関することのほかの情報は以下のシステムに分けて評価します．どのシステムに属するかわからないときは，気にせず重複して記載します．

OSAS以外の情報はシステムで分類

1. 概日リズム
2. 恒常性
3. 睡眠環境
4. 身体疾患
5. 精神疾患
6. 薬剤

❶〜❻などの睡眠に影響があるシステムの情報を取らねばなりません.

　この基本を押えたうえでOSASを診療します．OSASは睡眠外来の90％以上を占める疾患ですし,「OSAS診療こそが睡眠医学である」と思っている医師も多いです．この前提を踏まえ，さらにOSASを疑うときに聞くべき病歴を表1-Aに紹介します．1章で病歴と診察の仕方は言及しましたので，本章では，さらに睡眠外来で聞くべきOSASに関する事項だけを述べます．具体的には，

表1　OSASを疑うときに聞くべき病歴聴取［文献4)］

A. 睡眠外来で聞くべきこと
1. 睡眠時無呼吸の目撃情報
2. いびき
3. あえぎ（gasping）や一時的な窒息（choking）するような症状
4. 理由がはっきりわからない日中の眠気
5. 熟眠感の欠如
6. 総睡眠時間
7. 睡眠の分断，中途覚醒
8. 夜間頻尿
9. 起床時の頭痛
10. 集中力の低下
11. 記憶力の低下
12. 性欲減退
13. イライラ感

B. OSASの評価をするべき患者群の特徴（睡眠外来以外も対象とする）
1. 肥満（BMI＞35）
2. うっ血性心不全
3. 心房細動
4. 治療抵抗性の高血圧
5. Ⅱ型糖尿病
6. 夜間不整脈
7. 脳卒中
8. 肺高血圧
9. 職業運転手
10. 肥満外科手術の術前評価

C. 一般の健康診断でOSASを念頭に評価すべきこと
1. 肥満の有無？
2. 下顎後退がないか？
3. 昼間の眠気を訴えていないか？
4. いびきがないか？
5. 高血圧がないか？

OSASに関連する夜間の症状（いびき，無呼吸，手足の動きなど）と昼間の症状（眠気，イライラ感，頭痛，記憶力の低下，集中力の低下）などがあります．それに加えて，就寝時間，起床時間，中途覚醒，夜間のトイレの回数を聞きます．そして体重の変遷が必要です．当然のことながら，「睡眠の病歴聴取」と「OSASの病歴聴取」には重複部分がでてきます．特に昼間の症状は睡眠不足と区別するのは無理です．

そして2番目には，OSASの評価をするべき患者群の特徴を挙げています（表1-B）．少々米国の色が出ているところもありますが，（特に肥満や肥満外科手術において）参考になると思います．

それにしても，どうしてこれほど病歴聴取の内容が細かいのでしょうか？ それはOSASがコモンな疾患であり，治療可能で，予後を改善でき，**患者の人生を変える可能性がある**疾患だからです．また，こういう細かい病歴を取っておかないと，治療のゴール設定がうまくいきません．例えば，患者本人は「日中の眠気」をどうにかしたいと思っているのに，いびきのことばかりに医師が集中していると，いつまでたっても患者は満足しません．逆に配偶者に気を使って「いびきをどうにかしてほしい」と思っている患者もいます．あと，心房細動がある患者が循環器内科で治療をしているが，再発防止のためにOSASを治療しなければならないような場合もあります．

もちろんこれらの症状のすべてがOSASに原因があるかどうかは，治療前にはわかりません．OSASが原因かどうかは，治療後に症状が改善するかどうかによってしかわかりません．OSASの治療開始後，治療開始前の症状を忘れる患者もいます．そのような患者が治療を中断すると症状が元に戻り，「ああ，この眠気はOSASが原因なのだ」と患者も医師も確認できることがあります．このことは，じつはとても大きなアドバンテージです．何しろ治療法があるため，「**この症状がOSASの治療でよくなれば，OSASが原因**」という論法が使えるのは，とても喜ばしいことなのです．

極論3　上気道を診ない OSAS の診察は無駄

OSAS はいろいろな科の医師が診療にあたります．

> 「私は神経内科，精神科ですから，脳機能の評価だけに集中したいです」
> 「私は耳鼻科ですから，手術をするなら呼んでください」
> 「私は呼吸器科ですから，CPAP の調整ならやります」
> 「私は歯科ですから，口腔内装具を作ります」

というのが，最初は本音かもしれません．しかしこんなことを皆がいうと，いったい誰が総合判断を下すのでしょう？　睡眠を診るならば，自分の専門科の手技や得意分野はとりあえず脇に置いて，必要最低限の標準的な診療をする必要があります．何度もいいますが，OSAS は睡眠診療で受診頻度が高い疾患です．ですから OSAS の診療ができなければ，睡眠を診るとは標榜できません．

まず，OSAS を疑って診察をするときに，どこを診察しますか？　とりあえず，頭部から爪先まで身体所見を丁寧にとりますか？　記憶力や集中力が低下するのですから，認知機能を調べることも必要かもしれません．やはり聴診でしょうか？　脳梗塞やニューロパチーを合併していることもありますので，神経内科所見をとることも必要かもしれません．こういうことをいい出すと，診断学のテキストにあるすべての所見をとることになります．時間の制限のある外来で，医師が診察に費やす時間は限られています．医師は経験を積むにしたがって，スクリーニングとして全員にとる身体所見に，主訴と病歴から予想される疾患に，特異的な所見を組み合わせて，自分の外来で最も効率よく，かつ見逃しが少なくなるような診察のセットをつくり上げます．

OSAS にもこれは当てはまります．では OSAS の異常所見は，体のどこに一番見つかるかといいますと，それは OSAS の病態生理を考えれば自明です．OSAS は上気道が閉塞するのですから，**上気道を診ればよい**のです．ところが上気道をファイバースコープで覗いて，その都度気道の大きさを数量化できればいいので

すが，そうはいきません（ファイバースコープをもち歩いているのは，耳鼻科医くらいです）そのために上気道を形成する軟部組織と骨組織から上気道の大きさを推測する方法をとるのです．上気道を形成するのは，鼻腔，咽頭，喉頭です．が，それらの壁を形成する上顎，下顎などの骨組織と，口蓋，舌，咽頭壁などの軟部組織を診て，間接的に上気道のサイズを推測します．

　そうです．神経内科と精神科の皆さん！　舌圧子とペンライトをもって，鼻腔，口腔，咽頭を診ないといけません．「いやぁ，勘弁してください」といわないでください．ここで重要なことは，

**睡眠の診療を学びたいのなら，
耳鼻科，口腔外科，歯科の協力が必要**

だということです．そして，とりあえずは

分類方法を学んでください

　具体的には，最低限 **1** Modified Mallampati 分類をできるようになること（図1）．

---

1 Modified Mallampati 分類

A）Ⅰ度：口蓋扁桃，軟口蓋，口蓋弓，口峡，口蓋垂がよく見える
B）Ⅱ度：（口蓋垂の先端が隠れて）口蓋垂の一部，口蓋弓，軟口蓋が見える
C）Ⅲ度：軟口蓋が見える
D）Ⅳ度：硬口蓋だけが見える

❷扁桃の大きさを評価できること（図2），❸咬合の分類ができること（図3），❹鼻甲介，鼻中隔の評価ができること（図4）が必要です．それに加えて，❺顔のプロファイルを評価できるようになること（図5）が望ましいです．これらすべてが上気道のサイズに関連してきます．そして得られた情報をもとに治療方法を考慮します．

　標準的な OSAS の診療ができるようになるだけでも，このような他科との連携が必要です．もちろんこういう診察は，これを生業にしている専門の科の人にはかなうはずもありません．彼らはトレーニングを受け，特別な診察室で診察用のチェアを使い，特別な道具を使って，ときにはファイバースコープまで駆使して診察します．こういうことを知っておくと，いろいろな科の人たちとの交流ができるようになります．私は睡眠医学を学んでから，顔をジロジロと見てしまう癖がつきました．人種によってもかなり違いますし，日本人にもかなり個人差があります．**顎顔面の形態が睡眠という機能に影響を及ぼすのは，非常に興味深いところです．睡眠医学は形態学と機能学が出会う場でもあるのです．**ぜひこの面白さを「形態を診る科」「機能を診る科」の両方から歩みよって感じてもらいたいと思います．

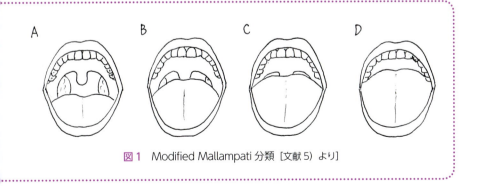

図1　Modified Mallampati 分類［文献 5) より］

2 口蓋扁桃の Friedman 分類

A) 0度：口蓋扁桃摘出後
B) Ⅰ度：扁桃窩に収まる
C) Ⅱ度：前口蓋弓の後ろに見える
D) Ⅲ度：扁桃が咽頭の中間点までの 3/4 を超えている
E) Ⅳ度：気道を完全に閉塞している．左右の扁桃が接している

3 Angle の不正咬合分類

上顎と下顎の第 1 大臼歯の関係で分類する

Class Ⅰ）上顎第 1 大臼歯と下顎第 1 大臼歯が正常な位置関係にある．すなわち上顎第 1 大臼歯の近心頬側咬頭（↓に相当白歯の 2 つある山の前方のほう）が下顎第 1 臼歯の中心溝（↔に相当）の範囲に収まる（歯科以外の医師には知らない解剖用語ですので，調べてみてください）
Class Ⅱ）上顎前突：下顎歯列弓が上顎に対して遠心（後方）に咬合
Class Ⅲ）下顎前突：下顎歯列弓が上顎に対して近心（前方）に咬合

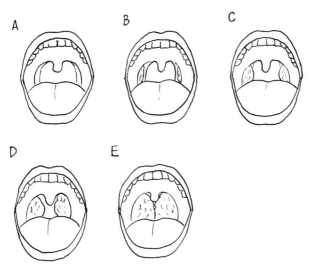

図2 口蓋扁桃のFriedman分類［文献5）より］

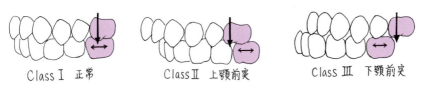

図3 Angleの不正咬合分類［文献6）より改変］

4　下鼻甲介肥大の分類

A）第1度：気道の0〜25％を占める
B）第2度：気道の26〜50％を占める
C）第3度：気道の51〜75％を占める
D）第4度：気道の76〜100％を占める

5　顔のプロファイル

A）Convex profile：上顎前突にともなう
B）Straight profile：正常
C）Concave profile：下顎前突にともなう

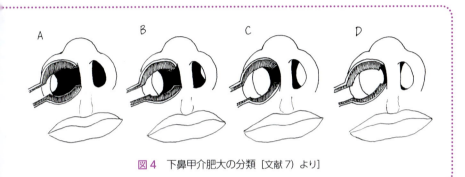

図4 下鼻甲介肥大の分類［文献7）より］

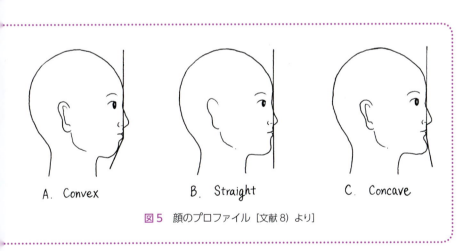

A. Convex B. Straight C. Concave

図5 顔のプロファイル［文献8）より］

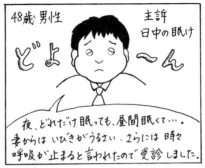
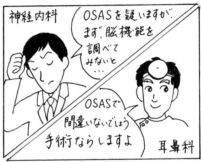
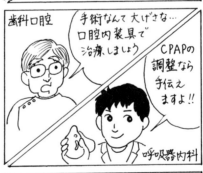
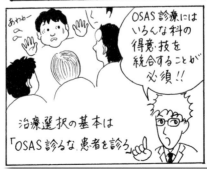

極論 4　OSAS は突然「出現」したり「消失」したりする

　前述したようにせっせと病歴をとり，診察をして「こりゃあ，OSAS あるかもなぁ」と思って，睡眠検査を実施するわけです．ここでの細かな手続きはコラム 1 に書いてありますので参照ください．このプロセスでときどき変なことが起こります．ある病院 A で検査して，「あなた，OSAS があります」といわれたとします．驚いて，別の病院 B で検査しなおすと，「いや，OSAS はありません」といわれたりします．この逆のことも起こります．これは，特に軽症，中等症の OSAS で起こりやすいです．なぜ，このようなことが起こるのでしょうか？

　まず，first night effect というサンプリングの問題があります．これは検査当日に「眠れなかった」「ふだんとは違う姿勢で眠った」「たまたま，調子がよかった，悪かった」などによる検査結果への影響のことです．さらにそのうえで，OSAS の定義に関わる AHI [apnea hypopnea index, 無呼吸低呼吸指数] という指標の特徴を理解しなければなりません．ここから細かい話になるのですが，何しろこれを理解しないと「病気があったり，なかったりする」という非常に困った状況に対処できません．AHI とは，睡眠検査 (元々は 終夜睡眠ポリグラフ検査；PSG) 上の指標で，1 時間あたりの無呼吸と低呼吸の回数です．睡眠検査をしてひと晩あたりの無呼吸と低呼吸の回数を睡眠時間で割って算出します．OSAS は定義上，この AHI が 5 以上となっています．5 以上あれば，「OSAS がある」のですから治療ができます．逆にいえば，この AHI が 5 未満であれば「OSAS がない」となり，当たり前ですが，OSAS の治療はできません．そんな大切な決断に関わる AHI ですが，何とも不完全な指標なのです．簡単にいってしまうと「ちゃんと PSG のことを理解している睡眠専門医と睡眠検査技師がいる検査室」と「誰も質の保証をしていない丸投げな検査室」ではかなり大きな差が生じてしまうのです．生理検査ではよくあることですが，それにしても PSG はたくさんのパラメータを扱うのでバラツキが出やすくなります．その理由としては以下のようなことが考えられます．

1　低呼吸の定義は何を使っているのか？　脳波は測定しているのか？

　AHI のうち無呼吸は定義がはっきりしています．しかしながら低呼吸は，どの

ような定義を使っているのかでかなり数値が変わります（筆者談1）．低呼吸の定義には，以下の要素があります．

① 呼吸フロー低下のカットオフをどうするのか？　現在はベースラインから30％低下すれば「呼吸フローの低下とする」となっていますが，50％でとる場合も過去にはありました．
② 呼吸フロー低下の結果，何が起これば異常とするか？　低呼吸は①に加えて「何か体によくないこと」が起きて，初めて異常とスコアできる定義が一般的です．その1つが「脳波上の覚醒反応」であり，もう1つが「酸素飽和度の低下」です．

　ここで，ぜひ覚えておいてほしいことが以下の2点です．まず，「**覚醒反応は脳波測定しないと絶対にわからない**」ということです．なので，脳波測定のない簡易検査ですと，覚醒反応を生じる低呼吸はスコアされません．次に，「**酸素飽和度の低下を3％とするか，4％にするかにも注意が必要**」です．現在は一般的に3％を使っていますが，過去には4％でスコアしていた時期もありました．これは数年のスパンで変化してきていますので，昔の定義のままやっているような検査室では4％でスコアしている可能性もあります．

2 低呼吸をどのセンサーで測定したのか？　で数値が変わる

　大きく分けてThermisterという温度センサーとPressure transducerという圧センサーがありますが，圧センサーのほうが呼吸フローの振幅を鋭敏に記録できるので，圧センサーを使うことが推奨されています．しかし温度センサーを用いる場合も多く，低呼吸がうまく測定できていない場合があります．いびきがガンガンに出ているのにちっとも低呼吸がスコアされていない場合は，**使用しているセンサーの種類を確認する必要があります**．

3 簡易検査だと低めに出る

　簡易検査には，脳波がありません．そのため「実際に患者が眠っているかどうか」はわかりません．多くの場合は就寝時間と起床時間を記録してもらって，それを「睡眠時間」として分母にし，AHIを算出します．その睡眠時間には，「就寝後だが，覚醒している」時間が含まれています．当然，覚醒時には「睡眠時無

呼吸, 低呼吸」は, 定義上起こりません（覚醒しているのに呼吸をしなかったら, それは緊急事態です）. ですから**簡易検査によるAHIは, 希釈されている**と考えねばなりません. さらに前述したように覚醒をともなう低呼吸はスコアできません.

4 若いとAHIは低めに出て, 老人だと高めに出る. 痩せていると低めに出て, 太っていると高めに出る

年齢が進むにつれて, あるいは太るにつれて, 酸素飽和度低下を引き起こしやすくなります. 逆に痩せた若年者だと, 呼吸フローが低下しても酸素飽和度低下を引き起こさずに, 覚醒反応がメインに出ていることが多くあります. この覚醒反応は何度もいいますが, 脳波がないと絶対にわかりませんし, 脳波があってもスコアする人間の脳波読影の技量の影響を受けやすいのです. ですから**低呼吸の定義が酸素飽和度の低下に依存しているようなもの（特に簡易検査）を使っていると, 痩せた人や若年者でAHI正常と偽陰性が出てしまいます**（筆者談1）.

ここでいえることは「OSASがあるに違いない」と医学的に思った場合, 簡単に諦めてはいけないということです. なにしろOSASを定義づけているAHIの感度に, これほどバラツキがあるのですから, 信頼できる睡眠専門医に相談するところまではやらねばいけません. また, **AHIが軽症の範囲だからといって症状が軽いわけでないことも知っておく必要があります**. それは前述の説明を読めばわかるのですが, 例えば, 覚醒をともなう低呼吸が多く出ているようなケースで, 脳波のない簡易検査をした場合などで「辛うじて軽症」として引っかかることがあります. こういう場合は睡眠分析によって, 昼間の眠気が強く出ていることがあります. 「あれ, 軽症のOSASなのに, 治療したら劇的に症状が改善したなぁ」ということがあれば, 上記のケースを考えてみてください.

さて, どうでしょう？　「細かいなぁ」と思いましたか？　こんなに細かいことを嬉々として勉強するのが睡眠医学に魅せられたよい睡眠専門医だということを知っておいてください. こういうことを踏まえたうえで進歩し続けている段階なので, 「睡眠医学は面白い」ともいえます.

筆者談1　米国に振り回された低呼吸の定義

2007年に米国睡眠医学会（AASM）が睡眠のスコアリングルールを統一しました。そしてこれは、日本の睡眠診療にも大きな影響を与えました．無呼吸の定義は「**もともとの呼吸フローセンサーの振幅が90％減少すること**」です．これはあまり議論の余地がありません．

問題は低呼吸なのです．これはいろいろな議論を巻き起こしました．低呼吸とは，その文字のとおり，「**呼吸フローが低下する**」ことなのですが，「**どの程度低下するのか？**」，そして「**その結果，何が起こるのか？**」の定義に関わってくるのです．まず，呼吸フローの振幅が30％減少する場合と50％減少する場合の2つの定義ができました．そしてそれに組み合わせる条件として「**一時覚醒が生じる**」「**酸素飽和度が3％低下する**」「**酸素飽和度が4％低下する**」という選択肢ができたのです．

2007年のAASMの低呼吸の定義では，2つの低呼吸の定義をガイドラインに載せました．1つが「呼吸フローが30％低下し，かつ酸素飽和度が4％低下する」[これは"Recommended（推奨）"と，その当時呼ばれました．ここでは**定義1**とします]というもので，もう1つが「呼吸フローが50％低下し，**かつ**酸素飽和度が3％低下，**もしくは**覚醒をともなう」[これは"Alternative（代替）"と呼ばれました．**定義2**とします]というものでした．

そして2007年以前によく用いられた定義は「呼吸フロー低下が50％以上低下する，**もしくは**（呼吸フロー低下が50％に至らなくても，ある程度低下して）酸素飽和度が3％以上低下するもの，**もしくは**一時覚醒をともなう」という定義でした（これは1999年にまとめられた定義で，**定義3**とします）．

2007年の時点でガイドラインに掲載された定義1と2では，一方は酸素飽和度が厳しく，もう一方は呼吸フローが厳しいという定義でした．よく読み比べても，まぁどちらにしても変わらないと思いませんか？　私もこの時期にすでに睡眠診療をしていたので，このガイドライン発行によって踊らされた1人です．正直にいいますと，私は最初にこのガイドラインの問題点がわかりませんでした．厳しい要素とゆるい要素の組み合わせで，何となくうまくできているような気がしたのです．

ところが，このガイドラインを平均年齢36歳のBMI 24.4という痩せた若年の患者群で検証したところ，大きな問題が見つかりました．その報告では定義1〜3の低呼吸の定義を比較検討しました．このBMIは日本人の平均的な患者と一致するので参考になります．

その報告では，以前から用いられていた**定義3で診断されていたOSAS患者のうち，40％もの患者が定義1を用いるとAHI＝5未満になって「OSASではない！」と診断されるという事態になりました**[9]．定義2では，このようなことは起こりませんでした．これを踏まえて，現在のVersion 2以降では「呼吸フロー低下が30％以上，**かつ**酸素飽和度が3％以上，**もしくは**覚醒をともなうもの」という定義が採用されています．この「かつ」「もしくは」という言葉で，かなりAHIが変わってくるので注意が必要です．

また，このことにより睡眠時に生じる呼吸異常に重症度のスペクトラムがあるということがわかってきました．当たり前ですが，呼吸は生命の維持に関わる活動ですので，そこに異常があるとき「体はできる限りの代償方法を用いて正常に保とう」とします．そこで

代償する方法として，「呼吸努力を増加する」ことと，「一時覚醒する」ことがあります．呼吸努力とは肋間筋や横隔膜を頑張って動かして，胸腔内を陰圧にして空気を取り込もうとすることです．これは食道内圧測定をするとわかります．一時覚醒とは文字どおり，一時的に短時間覚醒して呼吸することです（この覚醒は，その後にまた睡眠に落ちると記憶していません）．これにより睡眠が分断されるのですが，酸素飽和度が下がるよりましなのです．

これらの代償ができなくなった結果が酸素飽和度の低下であり，代償機能が強い若年者で酸素飽和度低下を重視する定義を使うと，AHIが低く出てしまうわけです．よく考えれば，すべての細胞や組織にとって一番重要なのは酸素ですから「『定義1』が若年者に使えないかも…？」と予想できればよかったのですが，当時は予想できず（私も含めて）うれしがって，「新しいガイドラインの推奨定義を使っています！」といっていたことがまったくもって恥ずかしいです．

この騒ぎをまとめたものが文献10）と文献11）に掲載されていますので，ぜひご一読ください．

コラム1　スクリーニングを感度の低い検査ですると，どうなるのか？

Evidence based medicine (EBM) という言葉が金科玉条のように使われたのは，もうひと昔前になってしまいました．今の研修医にとって，感度や特異度のような概念は当然の知識だと思います．さらに，SpIN, SnOUT［特異度 specificity が高い検査は確定診断（rule in）に使え，感度 sensitivity が高い検査は除外診断（rule out）に使え］というのも常識だと思います．

現在日本では，終夜睡眠ポリグラフ検査（PSG）の前にスクリーニングというわけのわからないステップを踏まなければなりません．これはPSGの前に簡易検査，もしくは終夜パルスオキシメータ検査を行うのですが，特に終夜パルスオキシメータ検査はスクリーニングのツールとしては不適切です．なぜなら，この検査はスクリーニングとしては感度が低いからです．本来スクリーニングとは「疾患がない人を除外する」プロセスですから，スクリーニングをしたいなら，特異度が低くても，感度が高い検査を採用しなければなりません．

終夜パルスオキシメータ検査は，特に軽度から中等度のOSASを検出する感度が低いです．感度は31〜98％という恐ろしく幅のあるデータが出ています．これは対象となる患者群の有病率にかなり左右されることを意味しています．感度が低いのは当たり前といえば，当り前なのです．なぜなら終夜パルスオキシメータ検査では，眠っているかわからないうえに，OSASで覚醒反応が酸素飽和度低下よりも優位に出ているような場合は，当然OSASが検出できないからです．逆にいうと，終夜パルスオキシメータ検査の特異度はそれほど悪くありません．（昼間は正常で呼吸器疾患がなくて）夜間に間欠的に酸素飽和度が低下する疾患はほかにあまりありません．**感度が悪くて，特異度がまずまずの検査をスクリーニングとして使っているので，「陰性でも軽症が除外できず，陽性でも次の**

検査をやる」というわけのわからないことになります。簡易検査も果たして，「スクリーニングをしているのか…？」「確定診断をしているのか…？」，その使い方が非常に曖昧です．

「重症の患者をまずは助けるために，スクリーニングをするのだ」と，このプロセスを正当化する意見があります．これも論理が破綻しています．重症例とは，すなわち検査前確率が高いグループです．OSASの話を聞いていると，肥満があって，いびきがあり，無呼吸が目撃されていて，日中の眠気がひどいなどという素人でも診断できそうな患者がいます．また飛行機に乗ると，ひどいいびきが聞こえてきて，座位で無呼吸になっている人を見かけることがあります．これが「重症患者」です．本来こんな人たちにスクリーニング検査をする必要はありません．病歴を聞く

プロセスが十分にスクリーニングになります．そして確定診断をする検査に進めばいいのです．この患者群を助ける目的だけならば，簡易検査でも十分だと思われます．

当初「軽症，中等症が検査体制の整っていない状況では，病院に殺到すると困る」という意図があったようですが，その意図と本来のスクリーニングの「疾患のない患者を除外する」という意図に差があるので，非常に気持ちの悪いことになるのです．この困ったスクリーニングで**除外されてしまった軽症，中等症患者を除外せずに確定診断にもっていく**には，こうした裏事情を理解していなければいけません．このような余計なプロセスを生み出して，医者の判断を助けるどころか困らせている時点で，スクリーニングとしては不適切なのです．

成人のOSAS（診断編）で押えなくてはいけないポイント

1　OSASを知っていることは第一歩だが，それだけで満足しない
2　居眠り事故のときには，睡眠医学の基礎を踏まえ，医療従事者として責任ある発言をする
3　OSASが疑われるときも睡眠診療の基本は忘れない
4　OSASの診察とは上気道の評価がメイン
5　AHIの感度が定義によって変化することを承知するべし

●文献

1) Young T, Palta M, Dempsey J, Skatrud J, Weber S, Badr S：The occurrence of sleep-disordered breathing among middle-aged adults. N Engl J Med. 1993 Apr 29;328(17):1230-5.
2) Hida W, Shindoh C, Miki H, Kikuchi Y, Okabe S, Taguchi O, et al：Prevalence of sleep apnea among Japanese industrial workers determined by a portable sleep monitoring system. Respiration; international review of thoracic diseases. 1993;60(6):332-7.
3) 粥川裕平, 岡田保：閉塞性睡眠時無呼吸症候群の有病率と性差, 年齢差. 治療学. 1996;30:179-82.
4) Epstein LJ, Kristo D, Strollo PJ, Jr., Friedman N, Malhotra A, Patil SP, et al：Clinical guideline for the evaluation, management and long-term care of obstructive sleep apnea in adults. Journal of clinical sleep medicine : JCSM : official publication of the American Academy of Sleep Medicine. 2009 Jun 15;5(3):263-76.
5) Friedman M, Tanyeri H, La Rosa M, Landsberg R, Vaidyanathan K, Pieri S, et al：Clinical predictors of obstructive sleep apnea. The Laryngoscope. 1999 Dec;109(12):1901-7.
6) Mosby's Dental Dictionary, 2nd edition. 2008 Elsevier.
7) Camacho M, Zaghi S, Certal V, Abdullatif J, Means C, Acevedo J, et al：Inferior turbinate classification system, grades 1 to 4: development and validation study. The Laryngoscope. 2015 Feb;125(2):296-302.
8) Proffit WR, Fields HW, Sarver DM: Contemporary Orthodontics, ed 4, St Louis, Mosby, 2007.
9) Guilleminault C, Hagen CC, Huynh NT：Comparison of hypopnea definitions in lean patients with known obstructive sleep apnea hypopnea syndrome (OSAHS). Sleep & breathing = Schlaf & Atmung. 2009 Nov;13(4):341-7.
10) Grigg-Damberger MM：The AASM Scoring Manual four years later. Journal of clinical sleep medicine : JCSM : official publication of the American Academy of Sleep Medicine. 2012 Jun 15;8(3):323-32.
11) AASMスコアリングマニュアル4年目の検証（http://www.ismsj.org/wp-content/uploads/2012/AASM_Manual.pdf）.

3 成人の閉塞性睡眠時無呼吸症候群 治療編
[treatment for obstructive sleep apnea syndrome (OSAS) in adult]

> 極論1　AHIをよく知ることがOSAS治療の第一歩
> 極論2　CPAPは「人工呼吸器」ではない
> 極論3　CPAPで効果がなくても驚くことではない
> 極論4　医者の正義を押しつけない，疫学を脅しの道具に使わない

極論1　AHIをよく知ることがOSAS治療の第一歩

　診断編（2章）でも述べましたが，AHI [apnea hypopnea index, 無呼吸低呼吸指数]が5以上のものをOSASと定義しています．

■ AHIによってOSAS治療が正当化される

　1そのエビデンスを見ていきましょう．まず，AHIを用いて診断された未治療のOSASが生存率を低下させるというデータがいくつか報告されました．日本でもよく紹介されている報告の1つが図1です．このデータは厳密にいうと，無呼吸だけを数えた無呼吸指数（apnea index；AI）を用いているのですが，おそらく

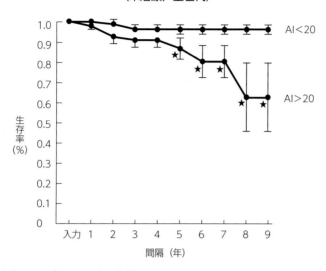

図1 ①未治療OSAS（AI 20以上と定義）によるKaplan-Meier生存分析の比較［文献1）より］．AI = 20以上とAI = 20未満で生存率に差が生じた．AI = 20以上では5年生存率が87%，8年生存率が63%であった

　重症OSASに相当するもの（AI = 20以上）で調査した結果，5年生存率が87%，8年生存率が63%に低下するというかなり衝撃的な調査結果が発表されました．

　②さらに，図2では【診断編】で出てきたWisconsin Sleep Cohort Studyの18年の追跡調査で，AHI = 30以上の重症ですべての死亡のハザード比が3.8，心血管系疾患による死亡のハザード比が5.2と報告されました．また，AHIが5以上，15以上，30以上と分類すると，AHIが大きければ大きいほど，生存率が悪化することがわかりました．

　③次に，**持続陽圧呼吸器［continuous positive airway pressure；CPAP］**を用いてOSASを治療すると，図3に示されるように有意に生存率が改善しました．これらの疫学データがOSASの保険診療を正当化するのに非常に大きな役割を果たしたのです．現在の日本で保険診療としてOSASを治療できるのも，これらの疫学データがあってのことです．

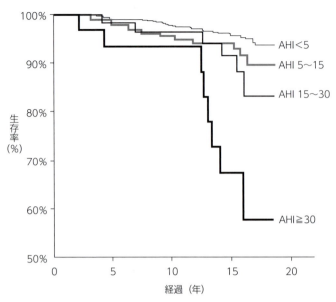

図2 ②Wisconsin Sleep Cohort Studyにおける未治療OSASのKaplan-Meier生存分析［文献2）より］．AHIが増えるにしたがって，生存率が下がっていることが示されている

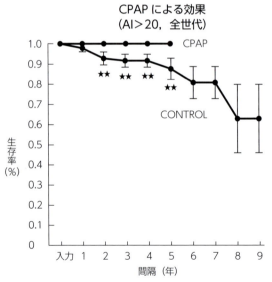

図3 ③図1と同じ研究で，CPAPで治療すると5年の時点で死亡がゼロになり，未治療のAI＝20以上の群と生存率に差が生じた［文献1）より］

■ AHIによってOSAS治療の保険適応が決まる

　診断編でも繰り返し登場するAHIですが，これはOSASを診断するだけでなく，治療法の保険適応まで決定しています（もちろん最終的には医師が判断しますが）．治療法には，❶ 陽圧呼吸器［positive airway pressure］，❷ 口腔内装置［oral appliance；OA］，❸ 手術が挙げられます．

OSASの治療法

❶ 陽圧呼吸器［positive airway pressure］（CPAP含む）
❷ 口腔内装置［oral appliance；OA］
　➡第1選択（❶ or ❷）
❸ 手術
　➡第2選択（❶ と ❷ が効果がない，もしくは不可能な場合に考慮）

　陽圧呼吸器には，厳密にいうとOSASによく用いられる持続陽圧呼吸器（CPAP），二相性陽圧呼吸療法（bi-level positive airway pressure）などが含まれますが，本章では最もよく使用するCPAPで議論を進めます．

　さて，成人のOSASでは，第一選択の治療法は原則としてCPAPかOAであり，手術はCPAP，OAで治療できない場合に考慮することになっています（高度な顎顔面の形態異常などにともなう場合は例外です）[3]．OSASに対する手術も大変興味深いのですが，ここでは割愛します．このCPAPかOAかの判断は，合併症の有無と睡眠検査で算出されるAHIで保険適応が決まっています．日本では「AHI＝20以上でCPAP」です．「AHI＝20未満で5以上ならばOAの保険適応」があります．

■ AHIによって（保険適応とは別に）重症度が決まる

　この適応とは別に **OSAS** の重症度分類として，

- AHI = 5 未満が正常
- AHI = 5 以上 15 未満が軽症
- AHI = 15 以上 30 未満で中等症
- AHI = 30 以上で重症

という指標があります．重症度分類と保険適応分類が一致しないので気持ち悪いのですが，それは前述のように元にした研究結果が違うのです．ちなみに米国は「AHI = 15」で，CPAP の適応を区切っています．どちらにしても竹で割ったように潔いです．これだけならばガイドラインさえ読んで，睡眠検査をやってくれる検査部があれば，治療選択まではどんな医師でもできそうに思います．ところがそうは簡単にはいきません．

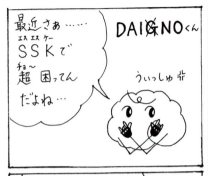
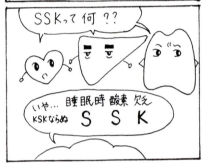
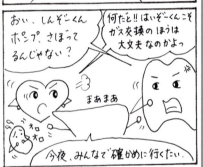
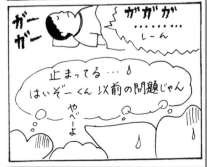

極論2　CPAPは「人工呼吸器」ではない

　「えーっ」という人もいるかもしれませんが，CPAPは人工呼吸器ではありません．ここでいうCPAPとはOSASの治療で使用する「機器」のことです．誤解してほしくないのは，人工呼吸器には「CPAP」というモードがありますが，このことを絶対に混同しないでください．そのうえでCPAPは患者を「人工的に（もしくは機械が乗っ取って）」「呼吸」させませんので，人工呼吸器ではありません．CPAPをつけていて，突然呼吸停止になったら，呼吸は停止したままです．CPAPではあくまでも自発呼吸が基本です．

　ではCPAPとは，何でしょうか？　CPAPとは「上気道を空気圧で広げ，安定させる機械」だと理解してほしいのです*．だからこそ，その名前にrespirationの「R」もventilationの「V」も入っていないのです．ですからOSASの治療のために，CPAPを処方する医師が呼吸器科医である必要はありません．もちろん呼吸生理の理解は必要とされますし，必要に応じてコンサルトする能力があることは必須です．ですが，これだけコモンなOSASを呼吸器科医だけで診療することは不可能です．どの科出身の医師であっても，睡眠の診療に興味があるのであれば，必要なトレーニングを受けて，OSASを治療できるようになってほしいと思います．

　さらに議論を進めると，**日本ではこのコンセプトに反してCPAPを人工呼吸器として扱っています**．そのためCPAPを使用している患者は「在宅医療」扱いですので，原則として月1回の受診が必要であり，そのたびに在宅持続陽圧呼吸療法指導管理料が発生します．これは決してレンタル料ではなく，その名のとおり「医師が治療を指導，管理」するために発生する費用です．CPAPを使用し始めると，確かに初期トラブルがいろいろ生じますので，受診して指導することによる利益はあります．ただし，**この問題点は「トラブルがあろうがなかろうが（CPAPを使用する限り），永遠に月1回は受診しなければならない」というこ**

---

*じつは最近のAuto CPAPは，「圧」をかけるだけの機器ではなく，目標となる圧レベルを維持するために自発呼吸にともなう吸気流量と呼気流量を厳密にコントロールする送風流量装置（flow generator）なのですが，ここではあまり厳密に議論していません［文献4）参照］．

とです．はっきりいいます．安定して CPAP を使用できている OSAS の患者に，月1回の受診をさせ続けることは無駄です．

患者の時間，労力，指導管理料のすべてが無駄です

安定して CPAP を使える患者が使用開始後，4～5回も受診すると「指導，管理」することのネタが尽きてしまいます．「いやいや，あれがあるから睡眠医療に参入してくれる医師が増えるのだ」という人もいるかもしれません．しかし，それは「睡眠医療そのものが患者の利益よりも優先する」という本末転倒な論理です．患者の利益を優先するならば，最初の3～6ヵ月の指導管理ののちに買い取りのオプションをつくらなければなりません．

　現状ではこのシステムから逃れるには，患者は CPAP を自費で購入しなければなりません．この購入のプロセスには保険が効きませんので，医者はどうにも手が出せないのです．この歪んだシステムが速やかに是正されることを願っています．

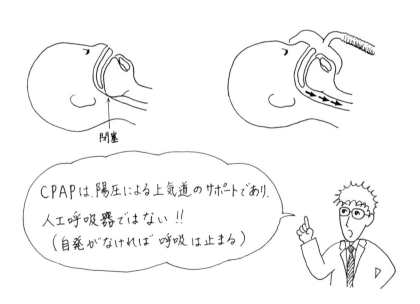

極論3　CPAPで効果がなくても驚くことではない

　患者から「CPAPを使いましたが，全然効果ありません」といわれることがあります．OSASにCPAPを処方するのですから当然効果があってほしいのですが，そうはいきません．こうしたときは大きく分けて，次の2つのことを考えてください．

1　患者の要素

　患者の要素には，1章で述べた睡眠歴が非常に大きな意味をもってきます．そもそも要素とは「患者の訴えは，何であったのか？」ということから始まり，「どういう状況で」「どのような動機で診療に臨んでいるのか？」です．これは皆さんの診療している状況で大きな差があると思います．ビジネスパーソンが多いのか，引退後の高齢者が多いのか，学生が多いのかでかなり変わってきます．訴えに関しても，米国では「眠くて仕事にならない，もっとできるはず」という治療する気満々の人が多いですが，日本では「眠くても，何とか仕事にはなっている．それよりも健康診断に引っかかったから」という程度の動機で受診する人も多くいます．「（テレビ，新聞でOSASの特集を読んだ）家族にいわれたので受診しました．（自分は別に何も困っていない）」といった日本人独特の要素に関しては，文献5）に詳しく述べられていますが，この問題は「いったい何を治療のゴールにするのか？」に関わってくるのです．

　例えば，もともと無症状の人をCPAPで治療しても「効果あり」とはなりません．さらに，CPAPはOSASを治療しているのであり，睡眠不足や不眠を治しているわけではありません．**世界で2番目に睡眠時間が少ない日本では，**

CPAPさえ処方すれば，患者が幸せになる

と考えるのは，大いなる誤解です．

2　CPAPの効果と副作用の引き算

　次にCPAPの効果と副作用の引き算を考えなければなりません．最近のCPAPは使用状況に加えて，呼吸フローモニターでAHIを簡易に算出してくれます．CPAPは治療機器ですから，脳波による覚醒反応も酸素飽和度低下も検出できま

せん．ですからCPAPのレポートに書かれているAHIは，呼吸フローだけに基づいています．しかも製造者ごとに，微妙にアルゴリズムが違っているので，あくまで参考として見なければいけません．

しかし睡眠外来では，そのあまり正確ではないAHIにかなり頼ることになります．「おかしいな…，CPAPからダウンロードしたAHIはよくなっているのになぁ」と悩むこともあります．そのときは以下のことを知っていなければいけません．

まず，OSASは「理論上」必ず改善します．それは「理論上」CPAPで気道を徐々に（上限なく）陽圧にしていけば，上気道の閉塞や狭窄は絶対にいつかは改善するということです（図4）．これは鎮静剤を用いて気管内挿管すれば，絶対に気道が確保できるのと同じです．ただし当然のことながら，気道内圧が上がれば，問題も生じます．よくある副作用としては，CPAPをつけると口が乾く，空気を胃に飲み込んでしまうことによる胃の膨満感（「aerophagia」といいます）などです．これらはすべて気道をCPAPにより陽圧にしたために起こる現象です．ここでは本来，**陰圧に対応するようにつくられている気道を「CPAPで陽圧に変える行為が非生理的である」**ことを肝に銘じてほしいのです．非生理的なことをしているのですから，必ず副作用もあります．さらに，マスクをつけるだけでも敏感な患者だと眠れなくなります．

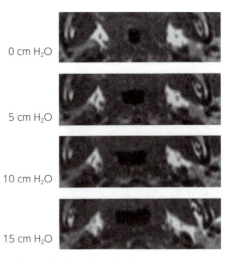

図4 CPAP圧を増加させれば気道は広がる［文献6）より］

すなわち，効果から副作用を引き算して「まだプラスなのか，マイナスになってしまうのか」を考慮する必要があります．CPAPにより気道の狭窄を改善する陽圧にさらされて，もしくはそのデバイスをつけて眠れるかどうかは，別問題であることです．

ここで「至適圧」という考え方が出てきます．タイトレーション検査（CPAPをつけて最適な圧を探す睡眠検査）や Auto CPAP のセンサーからも適正と推測される圧は算出されます．しかし，最終的に医師が患者の副作用などを考慮して「至適圧」を見つける作業が必要になります．そしてその作業には熟練が必要です．Auto CPAP の工場出荷時の圧設定である 4〜20 cm water のまま放置するようなことがあってはなりません．

CPAP で OSAS を治療する場合は，以下のポイントを押さえなければいけません．

> ① 上気道狭窄，閉塞を改善できる CPAP 圧は必ず存在するので，タイトレーション検査などでそれをまず探す
> ② 圧が高くなればなるほど，気道は広がるが副作用も増える
> ③ OSAS が改善するレベルの CPAP 圧でマスクの密閉が保てて，快適に眠れるかどうかは別問題
> ④ ①〜③を考慮して至適圧を探す

「効果がない」という患者に対しては，前述のように「患者の要素」を考慮したうえで

効果を増やし，副作用を下げて，差を最大にする

ように努めねばなりません．例えば，マスクをつけている部分がちょっとだけ痛むようなことがあります．これも「我慢しろ」というのは簡単ですが，そのせいで眠れなくなることはよくあります．ここに非石油系のローションを塗ったらいいとか，当て布，ゲルでできたパッドを使うなどの解決方法があります．質のよい睡眠センターでは，小さなトラブルをうまく改善する方法を教えます．これが「副作用を下げる」行為です．そういう細かい TIPS を睡眠検査技師や看護師が指導する場合もありますが，やはり医師が最も知っておかねばなりません．

コラム1 「CPAPミラクル」は嗜む程度．中毒になるな！

「先生，CPAPをつけてから世界が変わりました．頭がすっきりして生まれ変わったようです」などと，患者に感謝の言葉をかけられると「ああ，医者をやっていて，よかったなぁ」という多幸感に浸ります．OSAS診療に関わっていると，こういう瞬間があるので非常に魅力的です．もちろん私もこの魅力に取りつかれている1人です．

私の勤務しているクリニックではこういう患者を**「CPAPミラクル」の患者**と呼んでいます．もちろんすべてのOSASの患者がCPAPミラクルだといいのですが，決してそんなことはありません．貴重だからこそ「ミラクル」と呼んでいる一面もあります．CPAPミラクルの患者には，いろいろな条件が重なる必要があります．**まず，OSAS以外の睡眠関連疾患がない「単純OSAS」であることが必須条件です**．すなわち不眠，睡眠不足などがあると，CPAPの効果がわかりにくくなるのです（ただし，単純OSASという診断名はありませんので，くれぐれも現場で使用しないでください）．

さらにOSASの症状が強く出ている必要があります．**特に日中の眠気が強くないといけません**．当たり前ですが，症状が強くないと「劇的改善」は不可能です．それから，**CPAPの設定圧に耐えられる人，マスクを顔につけることを気にしない人でないといけません**．すなわち，CPAPの使用感による睡眠の質の改悪が最小限であることも求められる要素です．また，**年齢は若い人のほうが合併症も少ないので望ましいです**．これだけでも相当厳しい条件であることがわかります．

OSASを治療する医師にとっては，こういう成功体験が「ランダムに」「稀に」訪れるのです．ここで気をつけないといけないのですが，「報酬がランダムに稀に訪れる」と，人間はその報酬を求めてその行動を繰り返してしまう確率が最も高くなります．「魚釣り」「パチンコ」などの習慣性がよい例です．そして，それを「求めすぎて」しまいます．「CPAPミラクルを求めて，何が悪い？」と思うかもしれません．何ごとも程度の問題です．睡眠診療に携わる医師としては「嗜む」程度にしておかねばなりません．「求めすぎ

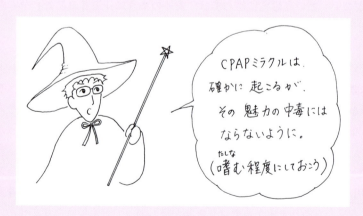

CPAPミラクルは，確かに起こるが，その魅力の中毒にはならないように．
（嗜（たしな）む程度にしておこう）

る」と，そうでない患者への対応が問題になってくるのです．

実際の外来は「CPAPミラクルではない」患者がほとんどです．「CPAPでよくなった部分もあるのですが，悪くなった部分もあります」ということであれば，上出来とせねばなりません．根気強くCPAPで悪くなった原因を改善して，患者がCPAPから最大の利益を得られるようにしていく作業になります．

何度もいうように，OSASは数ある睡眠の問題の一部です．1人の患者が複数の絡み合った問題を抱えている場合もよくあります．OSASをCPAPで改善しても，症状が劇的に改善しない患者に寄り添う気概が必要なのです．

専門外来たるもの，「例外に対応できてこそ，専門外来」です．もっといいますと，専門外来でないからといって，例外の患者が来ないわけではありません．それこそ【極論】すれば，「医学というものは，例外だらけ」です．ですから「CPAPミラクル」の患者に感謝の言葉をかけられたら「ああ，よかったなぁ」と思って，その多幸感を嗜む程度に楽しんでください．決して禁断症状に襲われて，CPAPミラクルでない患者を邪険に扱うようなことがないようにしましょう．

極論4　医者の正義を押しつけない．疫学を脅しの道具に使わない

> 重症のOSASの患者で，CPAPの適応は明らかにあり使用しようとしているが，自覚症状の改善もなく，患者のモチベーションも上がっていない．家族にうるさく使用するようにいわれて渋々使っているが，どうしても使用率があがらない．

などという患者は，睡眠外来をやっているとたくさんいます．そんなとき，絶対にやってはいけないことがあります．それは

あんた，CPAP使わないと，心臓発作で死ぬよ

と脅すことです．これはまず，医師というより人として下品な言動であり，かつ疫学データの伝え方が不正確極まりないからやってはいけないのです．

疫学データというのは読み方も大切なのですが，どうやってそれを患者に伝えるかも大切です．最初に説明した Wisconsin Sleep Cohort Study などのデータはあくまでも決断を助けるものであって，患者に治療を強制するための道具ではありません．「OSAS を治療しないと，OSAS を治療した群に比べて，約 3 倍心血管イベントのリスクが上昇する」ということはコンセンサスができています．しかし少し考えるとわかるのですが，これは「OSAS を治療しないと，目の前の患者が心臓発作で死ぬ」ということと同義ではありません．人はいつか必ず死にます．ですが，OSAS と死亡の因果関係を証明するのは不可能です（正確にはタイムマシンで治療した場合と治療しない場合を比較しなければなりません）．そんなことの議論に時間を費やすのは無駄です．医師がするべきなのは「科学的データに基づいて最善と信じる治療法を勧める」ことであって，「あんた，OSAS 治療しないと死ぬよ」と脅すことではありません．

これは特に CPAP ミラクルを治療する快感に取りつかれていると，やってしまいがちです．CPAP の使用が難しいのであれば，その原因を聞き出して解決する方策を考えるべきです．また，OA や手術なども考慮することになります．考えるべきことは多く，患者を脅している場合ではありません．

さらに，高齢化が進む日本で気をつけないといけないことがあります．これらの成人の大規模疫学調査の対象年齢がだいたい中年なのです．Wisconsin Sleep Cohort Study では，30 〜 60 歳が対象でした．ですからこれらのデータを使って，高齢者の患者に向かって「心血管イベントのリスクが上昇云々…」というのはおかしなことになります．彼らはすでにそのリスクをかいくぐって生存してきたわけです．平均年齢をゆうに超えている患者に対して，「心血管イベントのリスク」やら「生命予後を伸ばす」なんてことの議論はナンセンスですが，高齢化社会ではそういう場面に多く出くわします．

誰にとっても齢を重ねることは死に近づくことであり
心臓も呼吸も止まりやすくなります

「眠るように息を引き取った」などといういい方があるように，高齢になるにしたがって，呼吸は止まりやすくなります．呼吸中枢の機能が低下することもありますし，気道をサポートする筋組織や軟部組織が変性し機能が低下することもあ

ります．ある研究では一般の65歳以上の高齢者の62％がAHI＝10以上でした[7]．50〜70歳の男性で17％，女性で9％がAHI＞15だったというレポートもあります[8]．

　この有病率は対象とする群とAHIのカットオフを，どのようにするかでかなり変わってきます．何も考えずにAHI＞5で治療を決めると，半数近くの高齢者を治療しなければならなくなります．

　さて，ここで問題になるのは，果たして「何を治療目標に設定して治療すればよいのか？」ということです．例えば，心血管イベントのリスク低下を理由にして，平均寿命を超えた高齢者を治療するわけにはいきません．80歳の患者が心臓発作を起こしたとして，無治療のOSASがあっても，それはOSASが原因なのか，寿命なのかどうかはわかりません．**現時点で高齢者のOSASの治療が正当化されるのは「OSASが原因と思われる眠気などの自覚症状が存在する」とき**としかいえません．将来的に認知症の予防効果が認められたりすれば，適応は増えることになるかもしれませんので，要注目です．

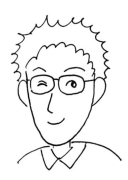

コラム2　OSASの治療法の歴史

皆さんはCPAPについて，どのような印象をもたれているでしょうか？「あんなものを着けて眠れるか？」と思っている人も多いと思います．私の外来でも患者が「CPAPのひどい噂を知り合いから聞いているので，使うのが恐ろしい」ということがあります．そのようなとき，私は**「そのお知り合いがCPAPを使ったのは，いつ頃ですか？」**と尋ねます．これは結構大切なやりとりです．ここ5年くらいで，CPAPの快適性は飛躍的に向上しているからです．

ここ数年，製造開発メーカーの興味も患者がいかにCPAPを快適に使えるかに向いています．「呼気時に圧が自動的にちょっとだけ下がって呼気しやすくなる」プログラム，加湿器，結露しないチューブ，飛躍的に静かになったモーターなどにより，古いCPAPで抱いていた印象と現在は状況がかなり異なっています．それでもCPAPを使用できない患者はいます．そこをどうやって改善していくのかは，今後の大きな課題です．

一方で，現在当たり前のように存在するCPAPがOSASの治療として存在しない世界のことを想像してみてください．CPAPの有効性をSullivanらが報告したのは1981年のことです[9]．当初は「ひと晩中，持続した圧力を保つことができる小型のコンプレッサーを開発するのが大変だった」という開発秘話を聞いたことがあります．写真はスタンフォード大学に現存している初期型のCPAPです（図5）．誰もメンテナンスせずにポンと置いてあるのですが，未だに稼働します．スイッチを入れると，モーターが恐ろしい音を立ててエアが出ます．圧の調整もできません．「これで眠るのは，私には無理だなぁ」と思う人がほとんどだと思います．

医者をしていると，BMI：45を超えるような病的肥満があり，起きているときからふーふー音を立てて呼吸をして，気道が狭いことが明らかで，横になるのもままならないような患者にときおりお目にかかります．これは米国のほうが明らかに頻度が高いです．そんな患者の睡眠を「何の治療もせずに」観察するのは，本当に恐ろしいことです．永遠かと思えるような無呼吸，酸素飽和度は60台に下がり，汗をかいて，睡眠は休息の時間であるどころか，そのまま心肺停止するのではないかと思います．

Sullivanらの論文に掲載されているのはそのような超重症（という分類はないのですがニュアンスを酌んでください）の患者です．まさに，OSASで生きるか死ぬかという患者です．それがCPAPで図6のように劇的に改善するのですから，モーターがうるさかろうが大きな問題ではありません．

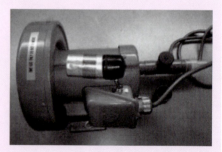

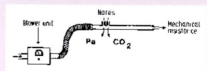

図5　スタンフォード大学に現存している初期型のCPAP．

それ以外のオプション…？　確かにありました．気管切開です．じつは，CPAP以前ではこれ以外に有効な治療方法がありませんでした．何しろ上気道の狭窄する部分をすっ飛ばして気管を切開してしまうのですから，確かに効果もありました．想像してもらえればわかりますが，この治療方法は，誰にでも勧められる治療方法ではありません．問題もありますし，異論もありますが，CPAPという治療方法が生まれたことは，本当にOSASにとって福音なのです．

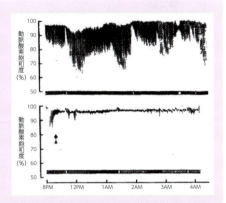

図6　CPAP使用前と使用後の1晩の酸素飽和度の変化．重症のOSASがCPAPで見事に治療できることが示された［文献9)より］

成人のOSAS（治療編）で押えなくてはいけないポイント

1　OSASはとりあえず治療する方向で考える
2　CPAPは上気道を広げて安定させる機械
3　CPAPで効果がないなら，その理由を考える
4　患者を脅してCPAPを使用させようとしない
5　高齢者のOSASの治療は，中年のものとは別の考え方が必要

●文献

1) He J, Kryger MH, Zorick FJ, Conway W, Roth T：Mortality and apnea index in obstructive sleep apnea. Experience in 385 male patients. Chest. 1988 Jul;94(1):9-14.
2) Young T, Finn L, Peppard PE, Szklo-Coxe M, Austin D, Nieto FJ, et al：Sleep disordered breathing and mortality: eighteen-year follow-up of the Wisconsin sleep cohort. Sleep. 2008 Aug;31(8):1071-8.
3) Epstein LJ, Kristo D, Strollo PJ, Jr., Friedman N, Malhotra A, Patil SP, et al：Clinical guideline for the evaluation, management and long-term care of obstructive sleep apnea in adults. Journal of clinical sleep medicine : JCSM : official publication of the American Academy of Sleep Medicine. 2009 Jun 15;5(3):263-76.
4) 櫻井　滋（監修），德永　豊（著）：医療機器としてのCPAPとその仕組み．睡眠医療 2011；5：83-9.
5) NPO法人 Osaka Sleep Health Network：スリープ・リテラシーを高めるために（http://www.oshnet-jp.org/sleep_literacy/file/10_tatibana.pdf）．
6) Schwab RJ, Pack AI, Gupta KB, Metzger LJ, Oh E, Getsy JE, et al：Upper airway and soft tissue structural changes induced by CPAP in normal subjects. American journal of respiratory and critical care medicine. 1996 Oct;154(4 Pt 1):1106-16.
7) Ancoli-Israel S, Kripke DF, Klauber MR, Mason WJ, Fell R, Kaplan O：Sleep-disordered breathing in community-dwelling elderly. Sleep. 1991 Dec;14(6):486-95.
8) Peppard PE, Young T, Barnet JH, Palta M, Hagen EW, Hla KM：Increased prevalence of sleep-disordered breathing in adults. American journal of epidemiology. 2013 May 1;177(9):1006-14.
9) Sullivan CE, Issa FG, Berthon-Jones M, Eves L：Reversal of obstructive sleep apnoea by continuous positive airway pressure applied through the nares. Lancet. 1981 Apr 18;1(8225):862-5.

4 パラソムニア
睡眠中の異常行動
[Parasomnia]

> 極論1　パラソムニアは「睡眠に付き従う，随伴する」ではなく，「睡眠中にするべきではない」行動
> 極論2　泥酔とパラソムニアは似ている
> 極論3　パラソムニアが生じる必要条件を考えろ
> 極論4　本物の睡眠専門医の出番

極論1　パラソムニアは「睡眠に付き従う，随伴する」ではなく，「睡眠中にするべきではない」行動

　パラソムニア[parasomnia]という言葉を知らない読者も多いかと思います．ちなみにパラソムニアの日本語訳は**睡眠時随伴症**といいますが，漢字だけを見ても「何のこと？」とイメージがわかないと思います．この言葉は「パラ」と「ソムニア」が引っついてできています．「ソムニア somnia」は「睡眠」という意味ですから簡単です．残りの「パラ para」はラテン語の接頭辞で「付き従う，そばに引っついている」という意味を加えるのですが，「睡眠に付き従う？」では，何のことかわかりません．しかし，このパラソムニアこそ睡眠生理の本質をあらわしているといっても過言ではありません．そのためじっくり1章を割いて見ていきましょう．

ズバリいいますと，パラソムニアとは「睡眠中にするべきではない行動をやってしまう」ことです．すなわち「睡眠中にするべき（してもいい）行動」というものがあり，そのうえで「睡眠中にするべきではない行動（これがパラソムニア）」をやってしまうということです．「睡眠中にするべき行動」から見ていきましょう．それは，

静かに眼を閉じて喋らず（寝返りはいいけれども）基本的にあまり動かず

にいることです．「するべきではない行動」とは，

それ以外のすべての行動

です．「叫んだり」「話をしたり」「歩いたり」「食べたり」「暴れたり」「生殖行動をしたり」することです．

表1 パラソムニア（睡眠時随伴症）の分類

睡眠に関連するパラソムニア NREM-related parasomnia（NREM）
● （NREM睡眠からの）覚醒障害 disorders of arousal（from NREM sleep）
● 錯乱性覚醒 confusional arousals
● 睡眠時遊行症 sleep walking
● 夜驚 sleep terrors
● 睡眠関連摂食異常症 sleep related eating disorder
REM睡眠に関連するパラソムニア REM-related parasomnia
● 睡眠行動異常症 REM sleep behavior disorder REM
● 反復性孤発性睡眠麻痺 recurrent isolated sleep paralysis
● 悪夢症 nightmare disorders
その他のパラソムニア other parasomnias
● 頭内爆発音症候群 exploding head syndrome
● 睡眠関連幻覚 sleep related hallucinations
● 夜尿症 sleep enuresis
● 内科的疾患によって起こるパラソムニア parasomnia due to a medical disorder
● 薬物や物質によって起こるパラソムニア parasomnia due to a medication or substance
● 分類不能のパラソムニア parasomnia, unspecified
独立した症状や正常亜型 isolated symptoms and normal variants
● 寝言 sleep talking

[文献1) American Academy of Sleep Medicine：International Cassification of Sleep Disorders, 3rd ed, 2014より]（米国睡眠医学会：ICSD第3版を著者訳）

これらの行動は時と場所，状況を選んで（ここがミソなのですが）覚醒状態で行えば，ただの「行動」です．パラソムニアは大きく分けて，❶ REM 睡眠中に起きるパラソムニアと，❷ NREM 睡眠中に起きるパラソムニアで分類します（表1）．

　こういう行動で高度な認知能力を必要とするようなものは，基本的にパラソムニアには含まれません．例えば，眠っている間に論文が書けていたりする睡眠論文執筆（症というより能力）は存在しませんし，医師が眠りながら患者を診療する睡眠診察も無理ですし，いくら優秀なビジネスパーソンでも眠りながら計算をしたり，編集をしたり，予算を組んだりもできません．眠っている間に仕事ができたらすごく便利ですがそれはできません．パラソムニアの行動は「**原則として単純な行動である**」ことが特徴です．例えば，食べるという行動は単純なものの1例です．

表2　睡眠関連運動異常症の分類

睡眠関連運動異常症 sleep related movement disorder
● 下肢静止不能症候群 restless legs syndrome
● 周期性四肢運動異常症 periodic limb movement disorder
● 睡眠関連下肢けいれん sleep related leg cramps
● 睡眠関連歯ぎしり sleep related bruxism
● 睡眠関連律動性運動異常症 sleep related rhythmic movement disorder
● 乳児期良性睡眠時ミオクローヌス benign sleep myoclonus of infancy
● 入眠期脊髄固有性ミオクローヌス propriospinal myoclonus at sleep onset
● 内科的疾患によって起こる睡眠関連運動異常症 sleep related movement disorder due to a medical disorder
● 薬物や物質によって起こる睡眠関連運動異常症 sleep related movement disorder due to a medication or substance
● 詳細不明の睡眠関連運動異常症 sleep related movement disorder, unspecified
独立した症状や正常亜型 isolated symptoms and normal variants
● 過度の断片型ミオクローヌス excessive fragmentary myoclonus
● 入眠時足振戦および交替性下肢筋活動 hypnagogic foot tremor and alternating leg muscle activation
● 入眠時ひきつけ sleep stars（hypnic jerks）

［文献1）American Academy of Sleep Medicine：International Classification of Sleep Disorders, 3rd ed, 2014 より］（米国睡眠医学会：ICSD 第3版を著者訳）

この「単純」というのはなかなか難しい概念です．「よーし，食べるぞ．そのためにはまず，食べものを口に入れて，上顎と下顎をリズミカルに動かし，食べものがいい具合に細かくなったら飲み込もう」などと思って食べる人はいませんし，誰かに教えられるものでもありませんから「単純」だということです（もちろん細かいマナーなどは別です）．この「食べる」という原始的な行動が「個別の運動」ではなく，まとめて「一連の行動」として保存されていると考えられています．ただし後述するように，この単純と複雑の線引きは簡単ではありません．

　さらにややこしいことに**睡眠関連運動異常症 [sleep related movement disorder：SRMD]**（表2）という言葉もあります．表1と表2を見比べてもらえればわかりますが，SRMDは総じて「さらに単純な動き」です．例えば，ここに含まれるミオクローヌスは簡単にいうと「ピクつき」です（運動異常症の専門家に怒られそうですが，あくまでも【極論】ですからお許しを）．それに対してパラソムニアのほうは「食べる」「歩く」などの行動になります．**行動(behavior)**とは，運動（movement）がある目的のもと一定のパターンをもって集まったものであると考えればよいかと思います．

　ちなみに，ここに**[restless legs syndrome；RLS] / [Willis-Ekbom disease；WED]（下肢静止不能症候群）**が含まれるのですが，この疾患だけは本当にどこに入れていいのかわからないので，ここに分類されています．何しろ主症状であるurge（動かしたい衝動）は，厳密にいうと運動の前の段階ですから運動というのも憚られますし，「睡眠時」の問題でもありません．この疾患を入れるためにカテゴリーの名前が「睡眠時」ではなく「睡眠関連」になっています（疾患の症状など，詳しくは6章「RLS/WED」参照）．

パラソムニアの行動は、原則として単純な行動

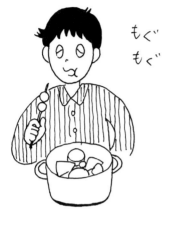

もぐもぐ

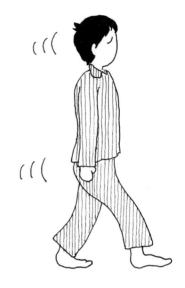

食べる、歩くなど

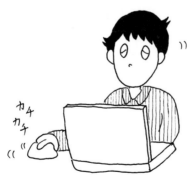

眠っている間に論文が書けたら……。
このような皮質を使う高度認知能力を要する行動は、
基本的にはパラソムニアで生じない。

極論2　泥酔とパラソムニアは似ている

　パラソムニアの行動は単純な行動が多いと前に書きましたが，いったい「何が単純で」「何が複雑な行動か」は非常に規定が曖昧です．

　テニスを例にとって考えてみましょう．テニスにはいろいろな打ち方があります．最初のうちはコーチに口述で説明してもらい，一生懸命考えてそのように動かそうとしますが，なかなかうまくいきません．そして次第にうまくなっていくにつれて，何も考えなくても体が動くようになります．これは，最初その人にとって「複雑」だった行動が「単純」な行動になっていく過程です．複雑というのは，多くの皮質や認知を必要とする状態ともいえます．「ここの関節をこう曲げて，ボールがどこら辺に来たら動き始めて，ラケットのここら辺に当ててやろう」と

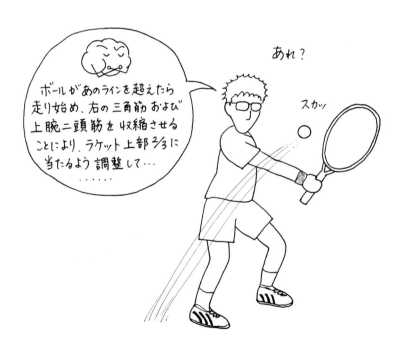

ヘタ・K awai

一生懸命皮質を使って考えます．こういう状況では反応に時間がかかりすぎてしまいます．簡単にいうと「ヘタ」なわけです．しかし，うまくなると「思いっきりバシッと打ってやろう」と考えるくらいでスムーズに体が動きます．これは同じ行動でも脳の低次な機能（基底核や脳幹，脊髄）を使っているといえます．すべての習熟を必要とする行動には，**複雑から単純への移行**が見られます．

　パラソムニアで生じる行動とは「皮質を使わなくて済む行動」といえるのですが，上述した通り「他の人にとっては複雑でも」「その人にとってあまり皮質を使わなくてもできてしまう習熟したような行動」は起きてしまうともいえます．これを英語で over learned behavior（繰り返し学習した行動）と呼んでいます．例えば，慣れ親しんだ家なら自室の扉を開けて，トイレに行って帰って来るぐらいのことは，パラソムニアの行動としてできてしまいます．また，階段を降りてキッチンに行き，冷蔵庫の食べものを漁ることもできるわけです．ちなみに，こ

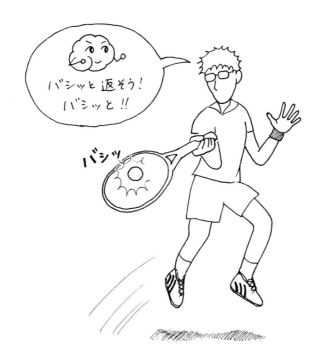

エア・K awai

ういう歩行をともなうものは **NREM 睡眠に関連するパラソムニア** によく見られます（表 1 参照）．

これとよく似た概念に **自動症 automatism** という概念があります．これはよくてんかん発作やナルコレプシーの症状として議論されるのですが，意識が低下した状態（あくまでも「低下であって，消失していない」ことが重要．記憶があるかどうかは別問題）で，それこそ「自動的に」やってしまう行動のことを指します．てんかん発作の場合はよく「くちゃくちゃと口を動かす」「手で何かをつまむような動きする」「うろうろと歩き回る」という行動があります．記憶がある場合とない場合があります．またナルコレプシーでも昼間の眠気が強い場合に直前にやっていた行動をそのまま続けることがあり，これも自動症と呼びます．

例としては，家に帰って来たところまでは覚えていますが，その後，どうやって鍵を開けて，靴を脱いで，着替えて，居間のソファに座ったのか，覚えていないというようなことを述べたりします．これも皮質の機能が低下していますが，低次な脳機能は働いているため，このような行動になるのです．**別のいい方をすると，これらは覚醒した状態からこのような状況に陥っており，睡眠状態から陥っているパラソムニアとは，スタート地点の状況が違うだけともいえます．**

「うわぁ，怖いなぁ」と思うかもしれませんが，誰でも泥酔するとよく似た状態になります．俗にいう

いやぁ，昨晩の記憶が途中から全然ないんだよねぇ

というやつです．これもお酒によって皮質機能が低下させられていますが，低次脳機能をフル活用して，何とか自宅に辿りついているわけです．帰巣は人間以外にも備わっているので低次脳機能ともいえます．もちろんその過程でいろいろな過ちを犯したりしますが，それは皮質機能が働いていないので「選択・判断ができない」せいだといえます．

このように人間の脳というのは，皮質が機能低下した状態でも低次脳機能を使ってある程度行動できる，そして「できてしまう」ということを理解すると，パラソムニアを理解しやすくなります．そして，ここまで説明すればわかっていただけると思いますが，**アルコールはパラソムニアの危険因子，誘発因子の 1 つです**．飲酒はほどほどに安全な場所でしてほしいと思います．

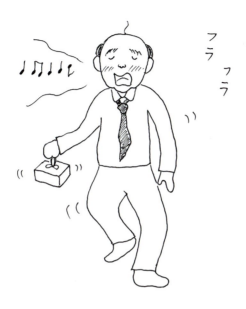

極論3　パラスムニアが生じる必要条件を考えろ

　睡眠中に脳が完全に機能を停止しているわけではないことは，睡眠中にもちゃんと生命維持活動ができることから明らかです．しかし脳の部位によって，「覚醒のしやすさ」が違います．例えば，脳幹のような生命維持に必要な脳は睡眠中も活動を継続しています．逆に大脳皮質の多くは（**決してすべてではない**）停止状態に入っています．コンピュータやクラウドサービスの「メンテナンス中」，もしくは「デフラグ」に相当する状態だと考えてください．このことは，睡眠中に覚醒時にできる通常の機能である計算や，記憶，判断などができないことからも明らかです．**ただし，人間の大脳皮質はとても大きくいろいろな機能があって，覚醒のしやすさのレベルが違います**．皮質機能でも比較的原始的な行動（ルーチン化しやすく，自動化しやすいもの）は覚醒しやすいといえます．皮質機能は別名「高次脳機能」とも呼ぶのですが，この高次な機能ほど睡眠によって活動が低

下します(「覚醒しにくい」ともいえます).高次脳機能は「人間の知的な活動」に必要な機能ともいえます.

そして脳の深部に行くほど,次第に低次な脳機能を担うようになっていきます.例を挙げると「捕食」「摂食」「生殖行動」という動物的な行動は高次脳機能とはいえません.高次脳機能の対比としての低次脳機能とは「人間というよりも動物,生物として」必要な脳機能といえます.例えば,大脳基底核や脳幹といった部位は低次脳機能を司っているのですが,これらは睡眠中でも頑張って活動しているので,覚醒しやすいといえます.さらに脊髄にも中枢に近いものがあると考えられています.これらの「**あまり考えなくてもできてしまう運動のパターンが機能ごとに中枢神経に分散して保存されている**」という考え方が「central pattern generator(中枢パターン発生器)」という概念です(図1).

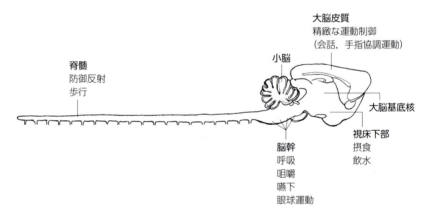

図1 運動の基本構造

パラソムニアが「睡眠に属さない行動をすること」であると前述しましたが,正常に覚醒していませんので,厳密にいうと覚醒時の行動にも属していません.当たり前の話ですが,覚醒時の行動では,適切かどうかを判断して選択する必要がありますが,パラソムニアの行動はこのような「判断」「選択」という過程は含まれません[2].

睡眠と覚醒の中間の現象なので「異常」なのです

この当たり前のことはパラソムニアの病因を考えるうえで非常に重要になりま

す．すなわち，パラソムニアが生じるには次の条件が必要なのです．

> **パラソムニアが生じる条件**
>
> 条件1：「正常な睡眠を維持できない」
> 条件2：「覚醒システムの一部だけが働いた状態が一定時間続く」

例えば，睡眠を維持できなくても，完全に覚醒してしまえば，パラソムニアは生じません．「中途覚醒」になるだけです．

　NREM睡眠に関連するパラソムニアを例にとって考えてみます．この代表例である錯乱性覚醒，睡眠時遊行症，夜驚はいずれも主に小児期に認められるパラソムニアであり，現象面での違いはあるものの，病態生理としては「NREM睡眠（多くは徐波睡眠と呼ばれている深いNREM睡眠の状態）から不十分に覚醒するときに生じる」といわれています．

　では，なぜこれらのNREM睡眠に関連するパラソムニアは小児期に生じるのでしょうか？　それはこの場合，条件2が強く当てはまるからです．すなわち小児期のNREM睡眠は深睡眠（徐波睡眠）の比率が高く，覚醒しにくいのが特徴なのです（12章「小児の睡眠医学」参照）．年齢を経るにつれて，NREM睡眠の比率が下がるため［12章，図5参照，図中のSWS（徐波睡眠）はNREM睡眠の一部］，NREM睡眠に関連するパラソムニアが年齢とともに頻度が減少することも理解してもらえると思います．

　そしてパラソムニアを考えるときは，条件1と条件2に分けて考察することが求められます．条件1「正常な睡眠を維持できない」の中にはいろいろな状況があります．ストレスで覚醒機能が過剰に働いていたり，騒音があるかもしれません．アルコールや薬剤でも睡眠を維持できなくなります．また，前章でとりあげた**閉塞性睡眠時無呼吸症候群**［obstructive sleep apnea syndrome；OSAS］があっても条件1が満たされてしまいます．「小児期のNREM睡眠に関連するパラソムニアの原因はすべてOSASである」という議論は，条件2を無視しているので多少無理があるのですが，条件1の検索をしていることを意味します．そして，

治療可能な疾患で頻度が高いので除外する必要があるのです．

　また，高齢者によく生じるパラソムニアが REM 睡眠行動異常症［REM sleep behavior disorder；RBD］です．これは REM 睡眠に関連するパラソムニアの代表といっても過言ではありません．レビー小体型認知症（dementia with Lewy bodies；DLB）やパーキンソン病と関連があるとも報告されており，おそらく多くは神経変性疾患の一種であろうといわれています[3]．

　こちらの条件で考えてみると，RBD は条件 1 の問題が REM 睡眠に集中して生じる疾患です．正常の REM 睡眠の特徴の 1 つは「夢を見ること」です．「なぜ夢を見るのか…？」は昔からの謎ですが，何か記憶の定着と関連しているのではないかといわれています．そして，正常の場合は「安全に夢を見るために」運動神経経路を橋延髄部分でスイッチが遮断「off」されます．当然ながら覚醒時にはスイッチは「on」になって接続されなければならないのですが，スイッチ「off」のまま皮質が覚醒すると，皮質は覚醒しているのに運動神経が「off」になっているため「金縛り」になります．

決して霊の仕業ではありません

　そして，この muscle atonia（脱力）のスイッチ機構が神経変性やその他の原因によって故障するのが RBD です．図 2 に RBD の PSG を紹介しましたが，REM 睡眠中に本来 muscle atonia で低下すべきオトガイ筋筋電図で筋活動が上昇していることがわかります．すなわち REM 睡眠中にスイッチが「off」にならないので，夢の内容を実際に行動してしまうのです．興味深い点は，夢の内容も不穏なもの（「戦う」「逃げる」「もがく」）が多くなることです．実際に四肢を動かして「戦う」「逃げる」「もがく」などの行動をします．本人は，夢の最中に覚醒させられると夢の内容を語れることが多いです．これは REM 睡眠から覚醒すれば記憶され，覚醒しなければ記憶されていないのです．ですから目撃情報が非常に重要になるのはいうまでもありません．

　RBD で問題なのは，本人やそばで寝ているベッドパートナーが怪我（かなり危険なことがあります）をすることです．逆にいえば，睡眠専門医としては「誰も怪我をしないレベルに行動を抑制する」のが治療目標になります．必須なのは

ベッド周辺の安全確保です．これは当たり前のことですが，舐めてはいけません．想像力をフル活用する必要があります．米国では「**銃やナイフをベッドの近くに置くな！**」ということを必ずいいます．日本で枕元に銃や刃物を常備しておく人はほとんどいないでしょうが（その筋の人なら話は別です），「尖っていて刺すことができそうなもの（ペンや何かの棒など）」「適度な重さがあって武器になりうるもの（スタンド，置き時計，置物）」「割れたら危なそうなもの（ガラス製品）」「うろついたときにつまずいて転倒しそうなもの（テーブル，椅子など）」をすべて片付けるように指導します．

そして「ベッドではなく，床に直接マットレスを敷く（日本なら床に布団を敷く）」「ガラス窓を割れないようにカバーする」「クッションをベッド周りに配置する」「ベッドパートナーに別室で寝てもらう」などの指導が必要な場合があります．極端な場合には，自らを拘束したり，寝袋で動けないような状態にして眠るようなことをする患者もいます．ここまでやるのは悲劇ですが，「こうするしかない場合もある」という例です．速やかに診察，検査，治療が必要です．

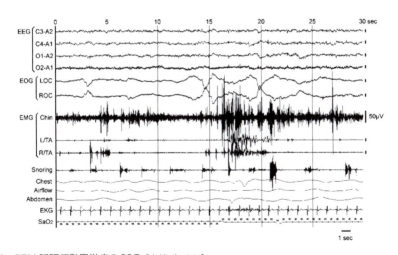

図2 REM睡眠行動異常症のPSG［文献4）より］
本来全く筋活動が認められない(REM atonia)はずなのに，オトガイ筋筋電図で派手な筋活動が見られる(REM without atoniaと呼ぶ)．EEG（脳波），EOG（眼球運動図），EMG（筋電図），Chin（オトガイ筋筋電図），L/TA（左前脛骨筋筋電図），R/TA（右前脛骨筋筋電図），Snoring（いびきセンサー），Chest（胸部センサー），Airflow（呼吸フロー），Abdoment（腹部センサー），EKG（心電図），SaO_2（酸素飽和度）

コラム1　中枢パターン発生器（central pattern generator）って？

　中枢パターン発生器（central pattern generator；CPG）という考え方があります．これはネコなどの実験動物の中枢神経切断実験を繰り返して集められたデータを元にしています．摂食，防御・捕食，感情表現，歩行，生殖行動など，生きてゆくのに絶対必要な行動パターンがプログラムとして中枢神経に存在しているという考え方です（表3）．図1のように行動によって中枢神経にバラバラに存在しています．

　さて，私は神経内科レジデンシーのあとに神経生理学，てんかん学のフェローシップをしました．その際，てんかん発作の症候学，脳波の変化，そして局在診断に魅せられました．てんかん発作といえば，発作焦点の反対側の上肢や下肢がガクガク動くなどの症状を想像するかと思いますが，「意識が低下して，変な行動をする」というようなおよそ局在が可能と思えない神経徴候から局在を考えるプロセスが非常に興味深かったのです．特に，てんかん発作における自動症と発作焦点の局在診断をつける作業が非常に興味深いものでした．その後，パラソムニアを鑑別に考える中で出てきたこのCPGでいろいろなものが腑に落ちたのです．そして**CPGの面白いところは意識の低下は共通していても，個人によって発現するCPGが違う**ということです．意識が低下して「歩く」人もいれば，「食べる」人もいて，「しゃべる」人もいるわけです．脳の行動の傾向にも個人差があるのは，「多様性を維持して種としての生存確率を高めているのかな…？」とも考えています．

表3　中枢パターン発生器の種類と行動［文献2）より］

中枢パターン発生器のタイプ	具体的な行動
摂食	歯軋り，咀嚼，嚥下，口唇をくちゃくちゃさせる
防御・捕食	咬む，歯をカチカチ鳴らす，顔面下顎ミオクローヌス
感情表現	恐怖の表情，意味のない発声
歩行	（背臥位で）ペダルを踏む動き，（腹臥位で）四足歩行，うろうろする，周期性の下肢運動，両手もしくは両足でペダルをこぐ動作
生殖行動	反復性の骨盤前後運動

極論 4　本物の睡眠専門医の出番

「睡眠中に何かやっているみたいです」「暴れます」などと，患者が訴えたとします．年齢や目撃情報からある程度の診断はできますが，確定診断はつけられません．コラム 1 で述べていますが，中枢パターン発生器（CPG）がてんかん発作でもパラソムニアでも同じように用いられているのですから，よく似た行動になるのは当然ですし，鑑別が絶対に必要になります．そして治療方針が全く異なります．

その際に必要な検査とは，ついに出ました，**終夜睡眠ポリグラフ検査 [polysomnography；PSG]** とビデオ同時記録を組み合わせたものです．日本ではこの検査を無人で実施しているところも多いようですが，本来は，トレーニングを積んだ専門の睡眠検査技師が常時監視で観察し，必要なときは介入するという条件下で行われるべきものです．それを睡眠専門医が診て診断を下す必要があります．この診断にはてんかん学の素養も絶対必要ですし，運動異常症の知識も必要になります．てんかん学の症候学による局在診断に通じるところがあり，積み上げてきた行動のデータと疾患の対比から診断をつける作業であり難しいのですが，私のような脳機能に興味のある医師にとっては，非常に興味深い分野でもあります（この章がやけに長いことからもわかってもらえると思います）．

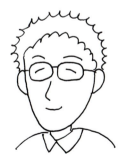

そして RBD はクロナゼパムなどをもちいて治療することが可能です．キチンと診断をつければ治療を開始できるのですから，曖昧な診断で放置してはいけません．さらに，【極論3】でも少し述べたのですが，OSAS 合併をしていることもよくありますので OSAS の診断治療もできなければなりません．RBD で重症 OSAS を治療すると，RBD の症状がよくなることは臨床ではよく経験するのですが，これは【極論3】の条件1に対するアプローチです．簡単にいえば

**睡眠に関する問題が満遍なく診療できる
本物の睡眠専門医**

が診療に当たることが必要になります．私は神経内科出身ですが，睡眠医学を標榜している以上，「呼吸は関係ない」といって RBD の患者に対応することはあり得ません．

　「OSAS は診ますが，クロナゼパムを処方するのは勘弁してください」「クロナゼパムは処方しますが，CPAP はとても処方できません」では，パラソムニアは診療できません．
　厳しいことをいいますが，多分野集学的なトレーニングを受けて初めて到達できるレベルです．そのトレーニングを整備することが睡眠医学の継承に必要な最大の課題といえます．そして，そのトレーニングを受けてもなおわからないことが多く，興味の尽きない分野であるともいっておきます．

■ パラソムニアで押えなくてはいけないポイント

1　パラソムニアは睡眠に「付き従う」のではなく「属さない」行動をしてしまう
2　単純な行動ほど睡眠中に生じやすい
3　行動における単純と複雑の線引きは難しい
4　中枢パターン発生器の概念を理解すると，いろいろな行動（パラソムニア，自動症，泥酔）の説明がしやすい
5　パラソムニアが生じる条件を考えて治療する

●文献

1) American Academy of Sleep Medicine：International Classification of Sleep Disorders, 3rd Ed（睡眠関連疾患国際分類 第3版）. 2014.
2) Tassinari CA, Rubboli G, Gardella E, Cantalupo G, Calandra-Buonaura G, Vedovello M, et al：Central pattern generators for a common semiology in fronto-limbic seizures and in parasomnias. A neuroethologic approach. Neurol Sci. 2005 Dec;26 Suppl 3:s225-32.
3) Boeve BF, Silber MH, Ferman TJ, Kokmen E, Smith GE, Ivnik RJ, et al：REM sleep behavior disorder and degenerative dementia: an association likely reflecting Lewy body disease. Neurology. 1998 Aug;51(2):363-70.
4) Oguri T, Tachibana N, Mitake S, Kawanishi T, Fukuyama H:Decreasein myocardial 123I-MIBG radioactivity in REM sleep behavior disorder: two patients with different clinical progression. Sleep Med. 2008 Jul;9(5):583-5.
5) 北条司：「シティーハンター」（第36話）.
6) http://sleepforensicmedicine.org.

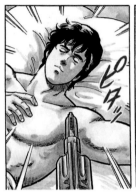
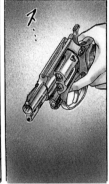
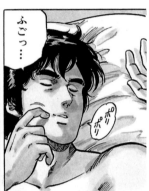

> **筆者談1** 睡眠法医学 sleep forensics:「責任能力の有無」と「単純と複雑の線引き」

"Don't wake up sleepwalkers!" という英語の格言があります.

sleepwalker を無理に起こそうとすると暴れてしまい,起こそうとした人も sleepwalker 自身も怪我をすることがあるという経験に基づいた言葉です.じつはケースバイケースで危険ではない場合も多いといわれています.しかし,sleep walking(睡眠時遊行症)の最中に不幸にして暴行,殺人に至ってしまうことが報告されています.

sleep walking は NREM 睡眠に関連するパラソムニアの一種です.前述したように,パラソムニアでは基本的に単純な行動をするのですが,ときにかなり複雑な作業をやってしまうことがあります.何度もいいますが,習熟の過程は「複雑」から「単純」への行動の移行です.ある人にとって複雑と思われる行動は,別の人にとっては単純な行動かもしれません.「ナイフをとって刺す」「銃を金庫から取り出し,安全装置を外し撃つ」という行動がパラソムニアでどこまで可能なのかは非常に難しい判断ですし,おそらく個人によって可能かどうかが変わってくると思います.

漫画『シティーハンター』の主人公の冴羽 獠(さえば りょう)は殺意を抱いた人間が近くと眠りながらも銃で反撃しますが[5].彼にとっては,銃による射撃は完全に低次脳機能に移行しているといえるかもしれません.法

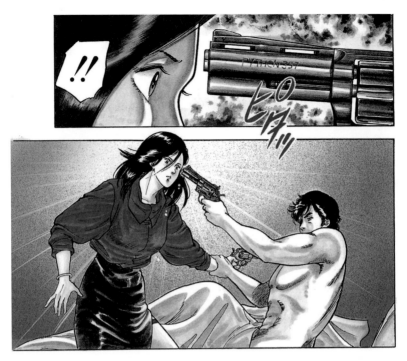

北条司:『シティーハンター』(第36話) より [© 北条司/NSP 1985]

律的には，この「記憶がない」「半覚醒」状態で犯罪行為をしたとしても，**「心神耗弱」として「責任能力がない」として罪を問えないという原則**があります．もちろん，この「記憶がない」「半覚醒」であったかどうかを証明するのは至難の技ですし，行った行動が半覚醒状態で可能かどうかの判断も前述したように難しいです．sleepwalker が犯罪を犯したとして，実際に犯罪行為を行ったときに「どのような状況であったのか？」をあとから証明することは難しいのですが，たまに目撃証言で「話かけても応答がなく，ぼーっと目の焦点が合っていなかった」などと半覚醒状態であったことを示唆する証言が出てくることがあります．その際は，状況証拠から睡眠専門医として適切な意見を述べることも求められることがあります．こうした際は慎重に言葉を選ぶ必要があります．わからないことはわからないという勇気をもったうえで意見を述べなければなりません．

さらに興味のある人は，睡眠法医学協会 sleep forensics association (http://sleepforensicmedicine.org) をご覧ください[6]．いろいろな事例が掲載されています．この組織の設立者は RBD の記載者である Dr. Carlos Schenk と Dr. Mark Mahowald ですが，実働しているのは Dr. Michael Cramer Bornemann だそうです．米国睡眠医学会で彼らのセッションがあるときは満員になります．

第 4 章 パラソムニア 睡眠中の異常行動

5 ナルコレプシー
[Narcolepsy]

- 極論1　知らない疾患は絶対に診断できない
- 極論2　神経伝達物質を理解しなければ，診断も治療もできない
- 極論3　オレキシン・ハイポクレチンが「一番偉い」
- 極論4　REM睡眠は「かわいい」が「無防備で危険」
- 極論5　メチルフェニデートだけを畏れるな．ドパミン作動薬すべてを敬い畏れよ

極論1　知らない疾患は絶対に診断できない

　ナルコレプシー［narcolepsy］という疾患をご存知でしょうか？　知らなければ，ぜひ知ってもらいたいと思います．確かに一般内科の外来には，患者は来ないでしょうし，あまり救急外来にもお世話にならない疾患ですので，研修医の皆さんには馴染みは少ないかもしれません．罹患率は，日本では0.16〜0.18％（600人に1人）[1)2)]，米国では0.05％（2,000人に1人）といわれています[3)]．

　ちなみにナルコレプシーは「Narco」という「睡眠」を意味する言葉と「lepsy」という「発作」を意味する言葉が合わさっています．直訳すれば「睡眠発作病」になります．前章のパラソムニアが睡眠の生理学を扱う疾患なのに対し，このナルコレプシーは睡眠の生化学を扱うものです．その症状は

> **ナルコレプシーの症状**
>
> 1. 睡眠発作もしくは日中の過剰な眠気
> 2. カタプレキシーという脱力発作
> 3. 入眠時幻覚（hypnagogic hallucination）
> 4. 睡眠麻痺（sleep paralysis）
> 5. 睡眠の分断

となります．これらは4までをまとめて「4徴」と呼んだり，5までをまとめて「5徴」と呼んだりします[4]．そしてナルコレプシーという睡眠医学でとても重要なこの疾患は，

オレキシン・ハイポクレチン

という神経伝達物質が欠乏することが病因であると判明しています（「なぜ，1つの神経伝達物質に2つの名前があるのか？」についてはコラム1参照）．

病状の経過

　ナルコレプシーの発症年齢のピークは人種によって多少の違いはあるようですが，10代後半～20代前半といわれています[4]．すなわち小学校高学年～高校生ぐらいに発症するので，「小児の睡眠医学」（12章）でも述べますが，この年代特有の睡眠不足と思われて，発症してもあまり異常と思われず，放置されたり，医師も診断できなかったりします．きちんと治療をすると，日常生活は問題なく過ごせますし，就職もできる疾患ですが，危険業務や車の運転がある職業に就いてしまうと，その後に問題が起こるため，職業選択が重要になります．生活や進路についてもアドバイスしていくというプライマリケア的マインドが必要です．他人の人生の進路決定に関わるという意味でも責任重大です．

病状の自覚の難しさ

　前ページで「4 徴候だ」「5 徴候だ」なんていっていますが，ときに「人間って，こんなもの…」という患者の思い込みの壁が診断を邪魔することがあります．すなわち日中の眠気を「人は昼寝をするもの」，カタプレキシー（脱力発作）は笑いで誘発されやすいのですが，「人は吉本新喜劇のように笑うと脱力するもの」と「くせ」程度に思っている患者もいたりします．

　また「眠気」とは，ときにトリッキーな症状です．なぜなら眠ってしまうと眠気は感じないからです．ですから長年ナルコレプシーを罹患していても，診断されていない患者は適応して，「眠気」が襲ってくる前にうまく短い睡眠を取り入れているので，自覚症状として「眠気」を訴えない場合もあります．

　これは，特別なことではなく，電車で毎日居眠りしているビジネスパーソンに，「日中，眠いですか？」と聞いても，「別に眠くありません」と答えることがよくあるのと似ています．「都会のビジネスパーソンは，電車で眠るもの」と思っているからです．ナルコレプシーは致死性の疾患ではなく，さらに治癒もしません（治療はありますので，誤解のないように）から，高齢のナルコレプシーの患者

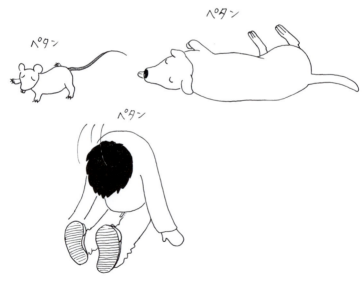

カタプレキシーで ネズミも ドーベルマンも ヒトも 脱力

もいます．診断されていないナルコレプシー患者が，高齢になってカタプレキシーを目撃した第3者に「異常」と思われて受診した場合，ナルコレプシーのことを知らない医師のもとで，一過性脳虚血発作，てんかん発作，もしくは不随意運動と思われて，無駄な検査を重ねる場合も残念ながらあります．ですから，きちんとした知識をもっておくことは大切です．

検査と診断方法

　診断には，これらの徴候に加えて，**PSG［polysomnography，終夜睡眠ポリグラフ検査］**と**睡眠潜時反復測定検査［multiple sleep latency test；MSLT］**[5]をする必要があります．この検査は，PSGで夜間の睡眠で大きな問題がないこと（特に重症のOSASなど）を確認したうえで，そのままMSLTで昼寝の際の入眠の早さ（これを「睡眠潜時」といいます）を測定します．これを4〜5回の測定をほぼ丸1日かけて行います．平均睡眠潜時が8分以下になると「めっちゃ，眠い」ということが確認できます．さらに，そこでREM睡眠が5回中2回以上出ると，「ナルコレプシー」と診断を下します[5) 6)]．

　以下に詳しく述べますが，昼寝でREM睡眠が出ることは，じつはとてもおかしな現象なのです（例外はあります）．そのおかしなことがナルコレプシーでは生じます．この検査はかなり大きな睡眠センターでないとできませんので，MSLTができない場合に髄液中のオレキシン・ハイポクレチンを測定する方法もあります[6)]．上記の方法で，ナルコレプシーの診断がついたうえで，カタプレキシーがあるか，髄液中オレキシン・ハイポクレチン低下があるものをtype 1，どちらもないものをtype 2としています．

　ですが，この徴候，診断，神経伝達物質を丸暗記しようとしている元ガリ勉のあなた，**今すぐやめてください**．この丸暗記が神経伝達物質の面白さを大いに損ねるからです．丸暗記ではなく，**神経伝達物質を理解する必要がある**のです．これを理解できれば診断ができて，治療ができます．

コラム1　オレキシン？　ハイポクレチン？　さあどっち？

　どちらかの名前に統一したい！　本当にそう思います．しかしながら**日本人で**，**スタンフォード大学**にいる私には，どちらかをとることができません．「このコウモリ野郎！」と呼んでいただいて結構です．

　これには，複雑な歴史があるのです．この物質は日本人とスタンフォード大学が深く関わっています．まず1998年に，櫻井武，柳沢正史の両先生によって新たな神経ペプチドとして発見されました．当初摂食行動と関連していると考えられていたため，**オレキシン**と名付けられました．そしてこのオレキシンは，1999年ノックアウトマウスがナルコレプシー様の脱力発作を起こすことが報告されました．

　一方，UCSD（University of California, San Diego）のDr. De Leceaとスタンフォード大学のDr. Kilduffが1998年に発見した視床下部（Hypothalamus）由来のペプチドを**ハイポクレチン**と命名しました．

　そしてスタンフォード大学のDr. Emmanuel Mignotのグループは，ドーベルマンのナルコレプシーモデルの原因が同じ受容体遺伝子の異常にあることを突き止め，ハイポクレチンの名前を採用しました（ここに角谷寛先生が関わっています）．

　さらにヒトのナルコレプシー患者についても，2000年には，その髄液中でオレキシン・ハイポクレチン値が低値であることがスタンフォード大学の西野精治先生によって報告されました．

　こういう歴史的背景から日本ではオレキシンと呼ばれることが多く，スタンフォード大学を含めて，米国ではハイポクレチンと呼ばれることが多いのです．私はというと日本の睡眠専門医や研究者と話すときはオレキシンと呼び，スタンフォード大学でDr. Mignotから呼び出されて話しをするときは，当然ハイポクレチンと呼びます．うっかりすると，逆で呼んでしまうこともしばしばで変な空気が流れたり，小粋なジョークでかわさないといけなかったりするので，面倒このうえないです．しかし，これはお互い妥協できるようなものでもなさそうですので「誰か統一してくれないかなぁ」と思いつつ静観しています．

極論2　神経伝達物質を理解しなければ，診断も治療もできない

　さて，皆さん，神経伝達物質，好きですか？　好きなら結構．嫌いなら，

これが好きになる最後のチャンスかもしれません

　皆さんはどんなイメージで神経伝達物質を捉えていますか？　おそらく，信号のように無味乾燥に刺激を伝えるようなイメージではないでしょうか？「何でこんなにたくさんの神経伝達物質があるのだ？」「全部覚えられるわけないやないか！」と思っているかもしれません．確かに，それでは面白いはずもありません．しかし実際は，そんなことはないのです．それはいろいろな神経伝達物質に作用する薬物の作用，副作用を考えればわかります．そもそも「なぜこれだけ多くの神経伝達物質が存在しているのでしょう？」，それは生物の行動という多くの神経回路が関わる現象を迅速に切り替えるための仕組みとして有利だからです．そして，その回路が備わっているかどうかで「生存に差が出る」ともいえます．

　例えば，「ノルアドレナリン（ノルエピネフリン）」という物質があります．これは有名な神経伝達物質ですが，これが分泌されると「戦う」モードに全身が切り替わります．英語でいうと "fight or flight response（**必死で戦うか，逃げるかという反応**）" と呼びます．この神経伝達物質は交感神経を活性化しますし，中枢神経では覚醒を促し，睡眠を抑制します（戦うときに眠っている場合ではありません）．熱産生を上昇させ，必要でない部位の血管は収縮させ，心臓を働かせて血圧を上昇させます．それはすべて「戦う（もしくは必死で逃げる）」ために必要だからです．このモードがある場合とない場合では，当然あるほうが生存に有利になります．それと同様に，**すべての神経伝達物質には「目的となるモード」**があり，それを理解しないで，**中枢神経，末梢神経，臓器の局在と作用**を覚えるのは苦痛以外の何ものでもありませんし，そんな知識は実際には使えません．

極論3　オレキシン・ハイポクレチンが「一番偉い」

「睡眠」と「覚醒」にもいろいろな神経伝達物質が関与しています．そしてそれぞれの目的となるモードがあります．オレキシン・ハイポクレチン以外にもメラトニン，アデノシン，GABA，ドパミン，アセチルコリン，ヒスタミン，セロトニン，ノルアドレナリンなどです．いやいや「睡眠」か「覚醒」の2つのモードしかないのに，なぜそんなに必要なのだ？　多すぎるじゃないかと思ったあなた，認識を改めてください．

まずモードは，睡眠と覚醒の2つではなく，「**覚醒**」「**REM睡眠**」「**NREM睡眠**」の3つに分かれています．さらに，睡眠と覚醒の切り替えのために「**概日リズム（夜がきたら眠くなり，昼に活動するというリズム）**」と「**恒常性（覚醒の時間が長くなれば眠くなる）**」の2つのシステムが稼働しています．それぞれのモードを切り替えるために精緻なメカニズムがあり，そこに各々の神経伝達物質が関わってきます．

それだけではなく，覚醒にも「**戦う**」ための覚醒，「**生殖，性欲**」のための覚醒，「**リラックスして休息する**」ための覚醒などのいろいろな覚醒があるのです．これは自分の生活を振り返れば，実感としてわかってもらえると思います．その中のいくつかの神経伝達物質をどう考えるかを以下に述べます．

1　オレキシン・ハイポクレチン

まず，その中でオレキシン・ハイポクレチンをどう理解するかを考えましょう．睡眠覚醒において

この神経伝達物質が「一番偉い」

と覚えてください．いうなれば「**オーケストラでの指揮者**」です．では，この指揮者は何をしているのでしょうか？　それは，オレキシン・ハイポクレチンの欠乏症であるナルコレプシーの症状を見ればわかってきます．欠乏症の症状からその物質の正常の機能を理解するのは，医学の常套手段です．

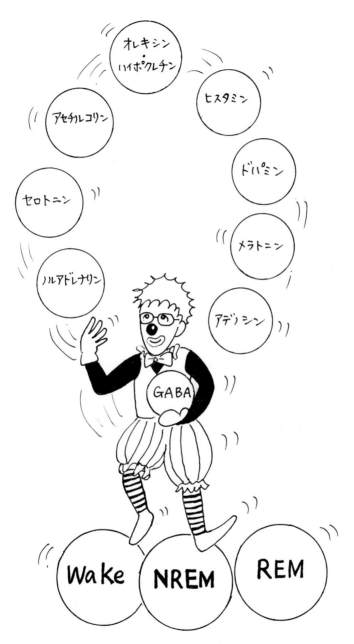

さまざまな神経伝達物質が作用して，
覚醒(wake)，NREM睡眠，REM睡眠が入れ替わる

第5章　ナルコレプシー

```
┌──────────────────────────────────────────┐
│         よくあるナルコレプシーの症状のリスト         │
│                                          │
│   1  睡眠発作もしくは日中の過剰な眠気              │
│   2  カタプレキシーという脱力発作                 │
│   3  入眠時幻覚（hypnagogic hallucination）   │
│   4  睡眠麻痺（sleep paralysis）              │
│   5  睡眠の分断                              │
└──────────────────────────────────────────┘
                    ▼
┌──────────────────────────────────────────┐
│          ナルコレプシーの症状のまとめ方            │
│                                          │
│  ● state control の異常                    │
│   1  睡眠発作もしくは日中の過剰な眠気              │
│   5  睡眠の分断                              │
│  ● REM 睡眠の異常                           │
│   2  カタプレキシーという脱力発作                 │
│   3  入眠時幻覚（hypnagogic hallucination）   │
│   4  睡眠麻痺（sleep paralysis）              │
└──────────────────────────────────────────┘
```

前述で「丸暗記をするな」といった理由の1つはこの順番です．この順番がいけません．1と5をまとめてほしいのです．1と5は，じつは非常に似通った現象を述べており，「state コントロールの異常」としてまとめられます．state とは睡眠や覚醒の「状態」のことを意味します．「state コントロールが正常」ならば，ある一定の時間，覚醒ならば覚醒し続ける，睡眠ならば睡眠し続けることが可能なのですが，**指揮者がいないので，これがうまくいかない**のです．つまり，

**「覚醒」しているべき時間に「睡眠」が混じり
「睡眠」に「覚醒」が混じってしまいます**

この症状は，ナルコレプシー患者の24時間の睡眠覚醒の状態を記録すると明らかです（図1）．

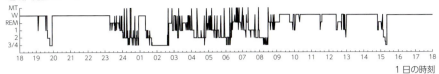

図1 ナルコレプシー患者の24時間の覚醒と睡眠の様子［文献7］より］．
横軸は時間，縦軸は睡眠と覚醒のステージ．MT（movement，動き）で判定不能なステージ（おそらく覚醒），W（wake，覚醒），REM（REM睡眠），1（NREMステージ1），2（NREMステージ2），3/4（NREMステージ3/4）．夜間睡眠中にも覚醒が混在し，昼間覚醒中にも睡眠が混在する．すなわち24時間にわたって，睡眠と覚醒が入り混じっていることがわかる

次に，**2 3 4**は「REM睡眠が変なときに生じてしまっている」とまとめることができます．オレキシン・ハイポクレチンは「覚醒」と「睡眠」をはっきり区別する重大な任務があるのですが，さらに睡眠の中でも，特にREM睡眠が「変なときに生じないように」コントロールしています．新生児の脳波の発達を学ぶとわかるのですが，脳の発生段階のかなり早い段階（週）でREM睡眠ができます．その後，覚醒とNREM睡眠ができていきます（図2）．ですからREM睡眠は，

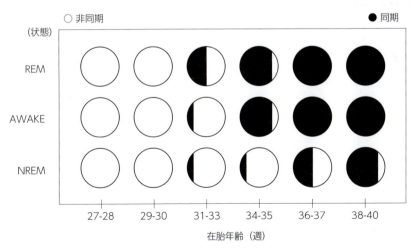

図2 REM睡眠とNREM睡眠［文献8］より］．
AWAKE（覚醒），NREM：NREM（睡眠の脳波左右同期する時期を示す）．「REM睡眠」が最初に同期し，次に「覚醒」，その次に「NREM睡眠」の順番になっている

どちらかというと原始的な初期状態といえます．そのため発生段階で覚醒を維持するためには，最初にREM睡眠を強く抑制しなくてはなりません．そのために2重3重の抑制システムがあるのですが，中でも一番重要な役割を果たしているのが，オレキシン・ハイポクレチンです．

睡眠と覚醒の両方に関わり，REM睡眠も強く抑制する役割を果たしているので，「睡眠」「覚醒」に関わる神経伝達物質の中で「一番偉い」のです．

2 ヒスタミン

1番偉いのがオレキシン・ハイポクレチンならば，「2番目は何か？」ということになりますが，2番目に偉いのはヒスタミンです．果たす役割は「**オーケストラにおけるコンサートマスター**」だと思ってください．この物質があるので覚醒ができます．これは次に述べるドパミンと違い，「**ありきたりな日常の覚醒**」を司ります．

3 ドパミン

そのほかにドパミンも覚醒に関わります．ちなみにドパミンが関わる覚醒は「**危険な香りのする覚醒**」，もしくは「**次世代のために今を犠牲にする覚醒**」です．これは強力な覚醒システムです．強力であるのにはわけがあります．例えば，当直明けで眠いときに「最初誘ったときは無理だと思っていたが」「絶対に結婚したい」異性にデートに誘われた（デートに同意してくれた）とします．これを逃すとチャンスはもうなく，何としてでも「ものにしたい！」と思ったときに「眠い」なんていっていられません．そんなときにドパミンがバンバン分泌されます．ドパミンはギャンブルや濫用に関わる報酬系を活性化させ（伴侶を獲得するためには，多少の危険な橋を渡らないといけません），さらには性欲が亢進します（これは「いわずもがな」です）．とにかく**何としてでも将来の自分の子孫繁栄のために，今を犠牲にしてでも覚醒するのです**．他のシステムからは「眠い」という信号が来ていますが，それらを抑えて覚醒します．

こうやって順序をつけたりストーリーをつくると，神経伝達物質を覚えるのが苦痛ではなくなります．

極論4　REM睡眠は「かわいい」が「無防備で危険」

　「なぜ睡眠医学をしているのですか？」という質問に「REM睡眠がかわいいから」といった睡眠専門医がいました．その答えを聞いたとき「何というぶっ飛んだ人だ」と思いました．しかしその後，私も徐々に似たような感覚をもち始めています．確かにREM睡眠は「かわいい」のです．これはPSGの記録をとらないとわかりません．PSGをせっせと装着して（これはだいたい1時間くらいはかかります）．別室で「さあ，眠れ…，眠れ…」と思いながらモニターするわけです．そして被検者もしくは患者が眠りに落ちて，順調にNREM睡眠のN1, N2, N3と記録が進んで行きます．そして90分を過ぎたあたりに突然脳波のパターンが変わり，眼球が急速運動を始めます．このとき昔のインクとペンのPSGですとEOG（眼電図）のチャンネルが「ガチャガチャ」と派手な音を立てます．これが**急速眼球運動［rapid eye movement；REM］**であり，これが見られる睡眠ステージをREM睡眠と呼びます．待ちに待ってREM睡眠が記録できると「かわいい」「愛おしい」気持ちが湧いてきます．はい，私も変人の1人です．

浅くも深くもないREM睡眠

　「REM睡眠は深い眠りですか？」とよく聞かれるのですが，REM睡眠には「浅い」も「深い」もありません．「浅い」「深い」という概念があるのはNREM睡眠でN1, N2, N3と数字が大きくなるにつれて「深い」睡眠だといわれます．この「浅い」「深い」というのもなかなか難しいコンセプトで，厳密に考え出すと答えに詰まります．定義としては，脳波上「徐波」と呼ばれる高振幅の低周波数の（1〜3 Hz）の成分が増えてくると「深い眠り」であると呼んでいます．REMは脳波上「low voltage mixed frequency（低振幅混在周波脳波）」という低い振幅でいろんな周波数が混じった脳波になりますので，「浅い」「深い」の根拠となる徐波のパラメーターは存在しません．ですから

REM睡眠はREM睡眠であって，浅いも深いもない

としかいえません．

◾ REM 睡眠は「夢を見る」

　さて，REM 睡眠はほかの睡眠とは根本的にいろいろ違います．まず，夢を見ます．「いや，夢なんて見ません！」という人もいますが，どうやら正確には「夢を覚えていません」というべきです．フロイトに影響を受けた精神分析大好きな精神科医や心理学者たちの睡眠研究の動機は「夢」の研究でした．ですから REM 睡眠と夢の関連は古い年代にかなり盛んに研究がされました．その研究手法は PSG をつけて被検者に眠ってもらい，REM 睡眠に入ったところで叩き起こして夢の内容を聞くという手法です．

　そこでわかったことは「REM 睡眠から覚醒すると夢を覚えている」が，「REM 睡眠が過ぎて，次の NREM 睡眠に入ってしまうと夢を覚えていない」ということです[9]．すなわち

「夢を見る」＝「夢を覚えている」＝「REM 睡眠から覚醒した」

ということを意味しています．結局のところ夢の解析は結論が出ていませんし，残念ながら睡眠医学における意味はあまり大きくないのが現状です．しかしながら，REM 睡眠は理由があって存在していることは確かであり，記憶の定着と関連しているという研究もあり，この不思議な睡眠ステージから目が放せません．

◾ 本来は何重にも抑制されている REM 睡眠

　次に，REM 睡眠が無防備で危険であることをお話ししましょう．皆さんは，授業中や講義中に居眠りをしたことがあると思います．居眠りをして「ヨダレで教科書が濡れた」「机で額を打った」「ちょっとうつらうつらしてしまった」くらいの経験は誰にでもあると思いますが，「椅子から転げ落ちて，床に寝そべった」「金縛りにあった」という人はいないと思います．

　REM 睡眠の特徴には，夢を見ること以外に muscle atonia（脱力）や（男性では）勃起があります．これらは授業中や講義中に起きてしまうと困ることです．前述したように正常な睡眠は入眠したのちは，まず NREM 睡眠に入り，その後 90 分程度経過してから REM 睡眠に入りますが，逆にいえば「REM 睡眠にすぐに入ると困る」ともいえます．ですから REM 睡眠に簡単に入れないようなメカニズ

ムが2重3重に存在しているのです．そのメカニズムに関わるのがオレキシン・ハイポクレチン，セロトニン，ノルアドレナリンの3種類の神経伝達物質です．これらが一生懸命 REM 睡眠を抑制しています．その抑制がとれるには，まず NREM 睡眠に入る必要があり，その「抑制が抑制」されて，初めてコリン系神経回路が作動して REM 睡眠が生じます．このおかげで入眠後すぐに REM 睡眠に入ってしまわないため，「居眠り」で「muscle atonia」が起きて，「椅子から転げ落ちる」なんてことが起きなくて済むのです．

このように本来，REM 睡眠は強力に抑制されているはずなので，MSLT のお昼寝で，REM 睡眠が5回中2回以上認められるのは異常なのです．ナルコレプシーの症状の入眠後幻覚とは REM 睡眠が入眠後すぐに生じることであり，カタプレキシー（脱力発作）とは覚醒時に REM 睡眠が生じることと理解できます．

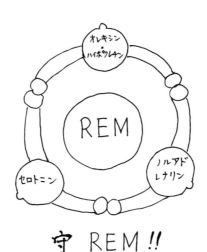

守 REM !!
入眠して即 REM 睡眠に至らないよう
円陣を組む ニューロトランスミッター達

◾ REM睡眠を抑制する薬剤

 では，ここまでの知識でナルコレプシーのカタプレキシーを抑えるには，どのような薬を使えばよいかわかりますか？ オレキシン・ハイポクレチンはまだ製剤化できていません．オレキシン・ハイポクレチン以外にも，セロトニン，ノルアドレナリンがREM睡眠を抑制すると述べましたが，そこを狙うわけです．というわけで**選択的セロトニン再取り込み阻害薬［selective serotonin reuptake inhibitors；SSRI］やセロトニン・ノルアドレナリン再取り込み阻害薬［serotonin noradrenaline reuptake inhibitors；SNRI］**を用いてREM睡眠を抑制します．日本ではクロミプラミン（アナフラニール®）に保険適応があります．これは三環系抗うつ薬なのですが，セロトニンとノルアドレナリンの再取り込みを阻害し，REM睡眠を抑制するので効果があるのです．

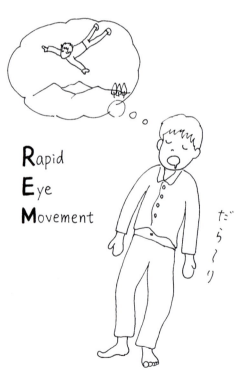

REM睡眠は，無防備で危険

> **筆者談 1** 「REM睡眠を見るのが睡眠医学だ…」ともいえる
>
> 　私はもともと神経生理を専門にしていました．簡単にいうと，「脳波を読むこと」を生業にしていたわけです．睡眠のステージは脳波所見をもとに定義されていますので，脳波を読めることは，睡眠医学を理解するうえで大きなアドバンテージになりました．「じゃあ，PSGじゃなくて，脳波検査でいいじゃないか？」という人がいるかもしれませんが，決定的な違いがあります．
>
> 　まず，脳波検査は基本的に日勤帯に記録します．そして記録時間が30分から長くても60分であるということです．これが何を意味するかというと，通常入眠からREM睡眠が始まるまでの時間（「REM睡眠潜時」といいます）が90分程度ですから，通常の脳波ではまずREM睡眠を観察することはありません．さらに脳波だけでは，ときに覚醒時と区別が困難なことがあり，どうしても眼球運動測定とオトガイ筋筋電図が必要になります．
>
> 　脳波を専門にしている人間が脳波だけでREM睡眠を判定しようとしても，それはどうしても正確性に欠けます．REM睡眠を語れるのは，神経生理学ではなく，睡眠医学だといえます．

極論 5　メチルフェニデートだけを畏れるな．ドパミン作動薬すべてを敬い畏れよ

　ナルコレプシーで何が困るかといって，眠気がやはり一番問題になります．当たり前ですが，覚醒を維持できなければ仕事もできませんし，授業も受けられません．というわけで，どうしても**中枢神経刺激薬**を使用することになります．オレキシン・ハイポクレチンを直接使えればいいのですが，飲み薬にしてうまく血液脳関門を越えて，中枢神経で作用させるのはかなり難しいようです．ですから欠乏しているオレキシン・ハイポクレチンを直接補うことは，まだできないのです．

　そのため，別の覚醒系の神経伝達物質であるドパミンに作用する中枢神経刺激薬を用います．覚醒のために一番大切な指揮者であるオレキシン・ハイポクレチン系が壊れているわけですから，それを補える覚醒系はドパミン系くらいしかありません．前述したように，ドパミン系は他のシステムからの眠気をキャンセルしてでも，覚醒させるほど強力なシステムです．ちなみに日本でナルコレプシー

に保険適応が認められているのは，メチルフェニデートとモダフィニルです．メチルフェニデートは商品名をリタリン®といいます．

こう聞くと「ああ，あのリタリン®ね」という人もいるかと思います．以前，安易に処方した医師がいて，社会問題になったので，残念ながら濫用薬物として有名です．そしてこの社会問題を受けて，役人の指導のもと，製薬会社がつくった登録制度に登録した医師だけが処方できるようになっています．これ自体は多少煩雑ではありますが，医師ならば登録は可能です．ただし，現在この登録制度に登録してまでメチルフェニデートを処方する医師はかなり減っています．やはり「濫用されると嫌だな」という心理的障壁が大きいのではないかと思います．

また，そんなに頑張ってメチルフェニデートを処方しなくても「モダフィニルでいいじゃないか」という医師もいますが，やはり違う薬物ですのでメチルフェニデートのほうがよく効くという患者はいます．ちなみにモダフィニルは，当初作用機序がドパミン系ではないといわれていましたが，最近はドパミン系に作用していることが確認されました．そして何しろ，薬価が断然メチルフェニデートのほうが安いのです．10 mgで10円という安さです．ちなみにモダフィニル100 mgは393円です．

確かに登録制度は煩雑ですし，自分の処方した薬を濫用してほしくないことはわかります．しかしながら，この登録制度はかなり失敬なシステムです．役人たちの「われわれが見張らないとお前たち医者は無茶な処方するだろ？」という考え方が見え隠れします．さらに，こういうメチルフェニデートだけを忌み嫌う考え方は，全く科学的ではありません．中枢神経刺激薬はほぼ間違いなく，ドパミン系の神経経路を刺激して覚醒を促します．このドパミン系の経路は報酬系回路も刺激しますので，どうしても濫用に陥りやすくなります．

パーキンソン病の治療経験のある医師ならわかると思いますが，ドパミン系に作用する薬物を処方するときは「患者の要求に流されない気合い」がいるのです．「増やしてくれ！」といってくる患者に「本当に増量が必要なのか？」「ここはまだ増量せずに納得してもらうのか？」を冷静に判断するのはかなり大変ですし，患者に納得してもらうように説得するのは，さらに大変です．ただし，患者の要求どおりに唯々諾々と増量していると，それこそ濫用につながりますし，副作用も出てきます．客観的指標をできる限り用いて，無意味な増量をしないように，

医師が患者をコントロールしなければならないのです．

　これはすべてのドパミン系の薬剤でも，同じように気合いをいれて臨まねばなりません．メチルフェニデートだけを取りあげて目の敵にするのは，議論がずれています．睡眠医学に足を踏み入れるならば，中枢神経刺激薬を処方しないわけにはいきませんし，そこまできてメチルフェニデートだけを処方しないというのもおかしな話です．ぜひとも登録制度に登録して（役人たちを納得させ），ほかの薬剤と同様に「俺が（私が）処方するのだから，ちゃんと理由があるのだ！」という気合いをもって処方するようにしてもらいたいと思います．

ナルコレプシーで押えなくてはいけないポイント

1. ナルコレプシーを理解するには神経伝達物質の理解が必須
2. オレキシン・ハイポクレチンは睡眠・覚醒で「一番偉い」神経伝達物質
3. REM睡眠は無防備で危険な睡眠なので強力に抑制されている
4. すべての中枢神経刺激薬はドパミン系に作用する．報酬系への作用は避けられないので，気合をいれて処方量をコントロールする

●文献
1) Honda Y：Census of narcolepsy, cataplexy and sleep life among teen-agers in Fujisawa city (abstract). Sleep Res 1979;8:191.
2) Tashiro, T, Kambayashi, T, Hishikawa, Y：An epidemiological study of narcolepsy in Japanese. In: The 4th International Symposium on Narcolepsy; 1994; Tokyo, Japan. 1994;13.
3) Dement WC, Zarcone V, Varner V, et al：The prevalence of narcolepsy. Sleep Res. 1972;1:148.
4) American Academy of Sleep Medicine：International Classification of Sleep Disorders, 3rd ed. American Academy of Sleep Medicine. 2014.
5) Carskadon MA, Dement WC, Mitler MM, Roth T, Westbrook PR, Keenan S：Guidelines for the multiple sleep latency test (MSLT): a standard measure of sleepiness. Sleep 1986;9:519-24.
6) Cao TM, Guilleminault C：Narcolepsy: Diagnosis and Management. In: Kryger MH, Roth T, Dement WC, eds. Principles and practice of sleep medicine: Elsevier Health Sciences, 2015.
7) Rogers AE, Aldrich MS, Caruso CC：Patterns of sleep and wakefulness in treated narcoleptic subjects. Sleep 1994;17:590-7.
8) Mizrahi EM：Atlas of Neonatal Electroencephalography: Lippincott Williams & Wilkins, 2004.
9) Dement W, Kleitman N：The relation of eye movements during sleep to dream activity: an objective method for the study of dreaming. Journal of experimental psychology 1957;53:339.

6 レストレスレッグズ症候群（下肢静止不能症候群）もしくは Willis-Ekbom 病
[restless legs syndrome; RLS]/
[Willis-Ekbom disease; WED]

> 極論1　ああ，もう「むずむず」とか，「脚」とか，「レッグス」とか，「レッグ」とか，やめてくれ！
> 極論2　どうして「気のせい」では済ませられないのか？
> 極論3　簡単に「診断できる…」はずがない
> 極論4　原因がよくわからないのに治療していることを畏れよ

極論1　ああ，もう「むずむず」とか，「脚」とか，「レッグス」とか，「レッグ」とか，やめてくれ！

　まず，表1を見てください．まとめると「何となく足が気持ち悪くて，動かしたい衝動がある．動かすとちょっとましになるけれども，じっとしていたり，夜になると症状が悪くなって眠りにくい」という疾患です．そんな疾患があるのか？　と思うかもしれません．しかしきっぱりといい切りますが，この疾患は存在します．そして非常に興味深い疾患です．この疾患を「どう呼ぶか？」「どういう病名にするか？」という最初の時点で，まず喧々諤々の議論があります．もちろん病名は大切です．それはこの疾患に関わって本当にそう思いましたし，現

表1 RLS/WEDの診断基準［文献1）より］

A. 脚を動かしたい衝動があり，脚の不快で気持ちの悪い感覚をともなうことが多く，かつ以下の3つをともなう
  1. 横になったり，座ったりといった休息や活動していないときに症状が出てくる，もしくは悪化する
  2. 歩いたり，ストレッチしたりといった動きによって，少なくとも動かしている間は部分的，もしくは完全に症状がなくなってしまう
  3. 夕方から夜にかけてのみ起こるか，もしくはその時期に一番悪化する
B. 上記の症状は，他の内科的または行動状態のみで説明できるものではない（例：こむらがえり，体位による不快感，筋肉痛，静脈うっ滞，下肢の浮腫，関節炎，下肢をたたく癖）
C. RLS/WEDの症状により心配，気分の落ち込み，睡眠の問題（sleep disturbance）や精神的，身体的，社会的，仕事や学習，行動上の機能に問題が生じている

在進行形でもそう思います．ここを飛ばして議論をすることはできませんので，少々お付き合いください．

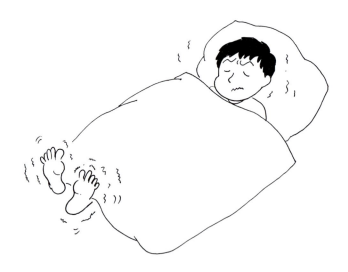

■ 「レストレスレッグス症候群」 ➡ 誤りは，発音の「ス」

　この疾患は英語では restless legs syndrome (RLS) もしくは Willis-Ekbom disease (WED) と呼ばれています．表1が症状であり，診断基準です．この疾患は検査ではなく，症状で診断をつけるので，症状そのものが診断基準です．ここが「難しい疾患」である所以です．患者が「自覚的症状をどのように表現するのか？」に診断が依存しているのです．もちろん患者はいろいろな表現をします．そこから共通する要素を抜き出す作業が医師に求められるのですが，これがじつはとても難しいのです．

　この疾患は日本では「むずむず脚症候群」「下肢静止不能症候群」と呼ばれています．「レストレスレッグス症候群」と呼ばれることもありますが，これは単に英語の発音を間違えている恥ずかしい病名です．**本来「ズ」と最後は濁ります．**「ス」と濁らないのは単なる英語の発音間違いです．今すぐ使うのをやめましょう．「レッグ」で止めてしまうのもおかしなことになります．日本人の英語力を疑われます．「レストレスレッグズ症候群」が正しい発音です．発音しにくいならRLSといえばいいのです．

　そして，次の「むずむず脚症候群」というのも問題です．この病名を聞いたときの私の第一印象は「また，奇抜な名前にしたものだ」と思いましたが，一方で「マスコミや一般の人たちにはインパクトがあっていいかも…」と浅はかに思っていました．「浅はかだった」と今思っている理由は，**この病名によっていろいろと不都合な事態が起きたのです．**そして，それを当初予想できませんでした．ですから「最初の病名って大切」になるわけです．

■ 「むずむず脚症候群」 ➡ 誤りは，「むずむず」が症状を的確に表していない

　「むずむず脚症候群」の何がいけないのでしょうか？　これはよくある「症状を病名にしてしまいました」という病名です．それ自体は腰痛症，頭痛症などに代表されるように珍しいことではありません．「脚」が「むずむず」するので，「むずむず脚」となったわけです．ここでの問題点は「むずむず脚」というインパクトのある言葉が「**症状を的確に表していない**」ことにあります．

まず「むずむず」という自覚症状を表している副詞を特殊な状況以外，日本人が一般的に用いないことが問題です．患者は何も知らない状態で，この副詞で症状を表現しません．逆に「むずむずします」といってくる患者は，どこかでこの疾患のことを読んで「かなりバイアスがかかっているだろうな…」と思って診療します．自分ではもっと別な表現をしたいのですが，この「むずむず」という表現に無理やり落とし込んでいるわけです．医師は，患者からの「さあ，私がむずむずといっているのだから，むずむず脚症候群だよ」という変なプレッシャーを診断する際に感じます．病名によって，上述の患者の表現から共通の要素を抜き出す診断に不可欠な作業が，逆に難しくなってしまうのです．

■「下肢静止不能症候群」➡誤りではないが，症状が「下肢」とは限らない

　「下肢静止不能症候群」は日本神経学会用語集に収載されている病名ですから，ある意味，最も権威があります．これも症状を「かため」に病名にした命名法で名付けられています．しかしながら，ここにも問題があるのです．確かに下肢に症状が出ることが多いのですが，**症状が下肢とは限らない**のです．上肢や体幹に症状が出ている患者に「下肢静止不能」という名称は合いませんし，この病名に当てはめるために，本来存在する下肢以外の症状を切り捨てることになります．

　じつは，このことはRLSという診断名にも当てはまり，同じような理由で診断基準も厳密にいうと，不完全です．ですから世界睡眠医学会（World Association of Sleep Medicine；WASM）は，Legs（脚，下肢）**という情報を病名に入れてしまうことが誤解を招く**ので，報告者の名前からWillis-Ekbom diseaseにして，この命名に関する問題にケリをつけようとしているのですが，このWillis-Ekbomが発音しにくい，覚えにくい（なぜなら多くの日本人の知り合いにWillisさんもEkbomさんもいないでしょうし，私にもいません）ため，現在 **RLS/WED** と併記されています（今後本章では，これで統一します）．このWEDが浸透するかどうかはわかりませんが，将来的にまた変更されることもありうるので情報に注意しておいてください．

筆者談1　「もやもや」になり損ねた「むずむず」

「むずむず脚症候群」を病名で使うべきではないという理由には、さらに「ちょっとふざけた印象を与える」「英語で全く通用しない」という事情があります。しかし、日本語の副詞の中には**「もやもや病（Moyamoya disease）」**という世界的な地位を確立した病名もあります。脳血管神経内科を専門にしている欧米人が得意そうに Moyamoya の意味を学生やレジデントに説明しているのを聞くと、「君たちに Moyamoya の本当の語感はわかるまい。日本人の私にはわかる」というおかしな優越感に満たされます。これが受け入れられたのは、血管造影した客観的な様子が「煙」にそっくりで Moyamoya という言葉が欧米人からも共感を得られたからだと思われます。翻って「むずむず」は主観であり、個人差が大きく、日本人の中でも共感を得にくい副詞でした。ましてや欧米人には一生懸命説明しても伝わりません。なかなか疾患を命名するような機会は巡ってきませんが、病名1つでその疾患の運命が変わりますので、慎重すぎるくらいでちょうどいいかと思います。

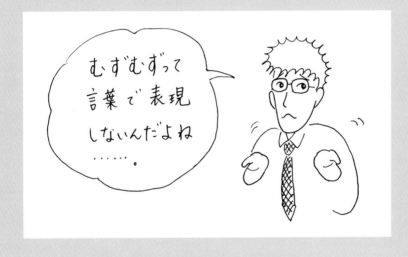

コラム1　疾患命名法

　疾患の命名方法を考えてみましょう．例えば，**アルツハイマー病**や**パーキンソン病**は日本語でも英語でもほぼ同じですし，病名そのもので議論になることはありません．これらは，疾患の最初の報告者の名前をとって命名しています．流行地の地名をとったものもあります．**ライム病**もコネチカット州のライムというところで報告されたことから命名されました．利点としては病名に議論の余地が少ないことがあり，短所としては病名そのものに，症状や病態生理の情報が含まれていないことがあります．

　また，報告者の名前によっては非常に呼びにくいことがあります．小児てんかん疾患に**Panayitopoulos syndrome**というのがありますが，これも日本人にとっては最初見ると「パネイ，パネイトポ…？」と，どこにアクセントがあるのやらよくわからないです．逆に**Ohtahara syndrome（大田原症候群）**などの日本人の報告者から命名されたもので，日本人なら症候群そのものを知らなくても発音ができるものもあります．これを欧米人たちが間違ったアクセントで発音していると「そんな発音と違うし…」と冷笑します．

　2つ目には「**腰痛症**」など，腰痛という症状に「症」をつけて病名に仕立て上げているものがあります．これには「**認知症**」という病名も含まれています．コモンで，病態生理が種々さまざまな疾患を大まかにスピーディーに診断するときに便利ですし，病態生理がわかっていない疾患のときは，こうやってつけるしかない場合があります．

　3つ目の命名法として，「**逆流性食道炎**」に代表されるような「部位」と「病態生理」を含んだ命名があります．「**脳梗塞**」もこの方法です．病名そのものに部位と病態生理の情報が含まれていますので，それ以上の説明がいらないくらいです．短所としては，病態生理がわかっていない疾患や，確定診断がつく以前の診療の初期には使えないということです．

　確定診断がついていないのに，脳梗塞という病名を使いたいときは，例の「**脳梗塞疑い**」などの「疑い」病名を使いたくなるのです．脳梗塞の病名をつけて間違えると申し開きがしにくいので，やはり医師は慎重になります．その結果，健康保険組合がいやがる「疑い」病名になるわけです．ちなみに「腰痛症疑い」とはなりません．病態生理は横に置いておいて，疑う余地なく腰痛があるはずだからです．

　そのほか遺伝子異常がはっきりわかっている場合は，その「○○**欠損症**」という命名もします．睡眠医学は新しい分野といわれますが，「新しい」すなわち病名が変わるプロセスを目撃することが多い分野ともいえます．RLS/WEDはその筆頭です．

1. **報告者の名前**：症状や病態生理の情報含まれず
2. **疾患発症の地名**：症状や病態生理の情報含まれず
3. **症状＋「症」**：病因が複数ある場合や，病態生理が不明の場合はこの方法しかない
4. **部位＋病態生理**：ズバリ，症状や病態生理の情報含まれる．が，診断未確定時は「疑い」をつけるしかない
5. **遺伝子異常**：遺伝子異常と疾患の関連が判明しているときに使える

極論2　どうして「気のせい」では済ませられないのか？

　少し昔の話ですが，この疾患を最初に聞いた他科の医師から「えーっ，そんな疾患あるの？」「嘘ついているのと，どうやって区別するの？」という反応が返ってきました．私もこの疾患を最初に聞いたとき（これは内科レジデントをしているときに症例報告で出てきました），「はぁ？　こんな客観的検査で診断できない疾患をどうやって診断するのかなぁ？」とかなり懐疑的でした．それは，まともな臨床医ならば当たり前の感覚です．現在では逆に「ああ，RLS/WED ね」と受け入れられ過ぎていて，気持ちが悪いです．神経内科医ならば「ニューロパチーと，どうやって区別するのだ？」と疑問に思ってしかるべきです．

　さて，そういう懐疑の目や批判にもめげずに，この疾患が概念と成立しているのは，Willis が 1685 年に最初に記載し[2]，Ekbom が 1945 年に再度報告し[3]，1950 年に 70 人の症例報告をし[4]，1960 年に結局 175 名の症例を元に最初の診断基準をつくり上げたという歴史があります[5]．50 年前に，すでに診断基準ができていたわけです．しかし，こういう診断基準ができてからも，信じない人は信じませんでした．

　ここで少し私見が入りますが，**この疾患が市民権を得たのには「なぜかドパミン作動薬が効く」ということが大きな要因になっています**．これが，通常の消炎鎮痛剤や麻薬鎮痛剤ではなかったことが大切です．これらの薬剤であれば「疾患特異的とはいえず，この反応をもって疾患概念の成立を補助するとはいえない」と指摘されていたと思います．ドパミン作動薬ならば，末梢神経障害には効くはずがないですし，皮膚の疾患にも効くはずない，それならば「新しい疾患かもしれない」「いや，新しい疾患だ！」となったわけです．もちろん「ドパミン作動薬の新たな適用が取れる」となった製薬会社が色めき立ちました．

　そのうえ，家族性に遺伝しているという報告が相次ぎました．さらに，血清フェリチンが低下していることも報告され，鉄剤が有効な場合があることもわかってきました．ドパミン作動薬や鉄剤が効く，家族性の「気のせい」というのは論理的に無理があるわけです．その後，2次性 RLS が腎不全から生じたりすることもわかってきました．

現在の診断法ですが，確定診断に至る客観的指標がないのでかなり難しいと考えておいたほうがいいです．もちろん **suggested immobility test（SIT）** という検査があります．どれほど「じっとできるか？」を調べる検査です．これは患者の「じっとする」努力に依存していますので，厳密に客観的とはいい難いです．この検査では「感度が81％，特異度81％」と報告されています．

さらにPSG（終夜睡眠ポリグラフ検査）で，**periodic limb movements during sleep（PLMS^{leg}）** 睡眠時周期性下肢運動（「症」がついていないことに注目！）という「所見（あくまでも所見です）」をともなうことが多い（カットオフにもよりますが，RLS/WED患者の70〜90％に認められる）ため，診断の補助として使えるといわれています．1回のPSGだけだと，PLMS^{leg}が1時間あたり8以上になるカットオフで「感度68％，特異度75％」，2晩でどちらかが11以上というカットオフで「感度81％，特異度81％」です．陽性尤度比は，SITで4.2，1回のPLMS^{leg}で2.7，2回のPLMS^{leg}で4.2になります．陰性尤度比はそれぞれ0.23, 0.36, 0.23になります[6]．陽性尤度比は（10以上あれば確定診断に使えるテスト，5以下ならばあまり使えないテストです）それほど高くありませんし，陰性尤度比（参考は0.1以下で除外に使いやすい）も低くないので，**これらの客観的指標は確定診断にも除外診断にもあまりいいテストではない**ですが，ほかに客観的指標がないので仕方なくやるか，症状だけで確定診断をつけてしまいます．

研究で客観的指標がどうしてもほしい場合は，こういうテストを行うしかありませんが，臨床の場ではあくまでもRLS/WEDの診断は症状に基づきます．だからといって何も怖がる必要はありません．そのような疾患はそれこそ医療に携わっていればいくらでも遭遇します．基本に立ち返り，きちんと患者の話を聞き，診察すればよいのです．もちろん「基本に立ち返る」ということは全く簡単ではありません．それを学ぶには経験を積んだ医師にひっついて学ぶしかありません．師匠について修行しないといけないわけです．

極論3　簡単に「診断できる…」はずがない

　患者の話を聞き，診察をするという「基本に立ち返る」ことがRLS/WEDの診断の基本になっていると書きましたが，これは簡単ではありません．臨床研究の流れは「患者の複雑な訴え」を「いかに標準化するか？」ということが重要です．そうしないとデータ解析ができないからです．ですが，逆に日常臨床においては，標準化された診断基準に「患者の複雑な訴え」から要素を抜き出し，「これは当てはまるかな？」「これは当てはまらないな？」と判断を繰り返していく作業になります．ここで簡便な客観的指標があればかなり楽なのですが，RLS/WEDにはありません．

　そして，とどめです．最近の①家族性の発症例，②遺伝子解析，③ドパミン作動薬への反応などから，われわれ睡眠専門医がRLS/WEDというときは，すでに

局在が「中枢神経」にある「あの疾患…」

というコンセンサスができあがりつつあります．そして，非専門医や一般の人たちが抱いている疾患イメージと大きな差ができつつあります．

　非専門医や一般人の人たちにとっては「『脚』に異常感覚があったり，じっとできなければ，RLS/WEDに含めてよい」というイメージがあると思います．つまり「腰痛症」と同じようにいろいろな病因を含んだ広い定義の疾患概念です．しかし，われわれ睡眠専門医はRLS/WEDをもはやこういう広い定義を適用しません．以前は「RLS/WEDとよく似た症状を呈する疾患」は，**RLS mimics (RLS 類似疾患)** という言葉を用いて区別しつつも，RLSの広い定義の中で議論していたのですが，現在では診断基準の項目Bで「除外項目」として扱われるようになっています．

RLS/WED の疾患概念の変遷

Before：「RLS/WED とよく似た症状を呈する疾患」は，RLS mimics（RLS 類似疾患）という言葉を用いて区別しつつも，RLS の広い定義の中で扱う

After：「RLS/WED とよく似た症状を呈する疾患」は除外し，RLS/WED は独立した狭義の疾患概念として扱う

　注意したいのは，二次性 RLS/WED といわれる尿毒症，貧血（特に鉄欠乏性貧血）などによる RLS/WED は定義の中に含むということです．これは2次性 RLS/WED の原因が別に存在していても，おそらく同じ神経回路の問題であろうと考えられているからです．ここで曖昧なのは，ニューロパチーによる二次性 RLS/WED です．ニューロパチーとひと言でいっても，さまざまな病態生理がありますので「含むべきもの」と「含むべきでないもの」があると思われますが，いちおう現時点では二次性 RLS/WED に含まれています．ここで難しいポイントは，基本的にニューロパチーとは末梢神経の問題なので，本来「除外すべき状態」なのですが，末梢神経と中枢神経は繋がっている（当たり前）ため，相互に干渉しあって RLS/WED のような症状をつくり出していることがあるらしく，完全に除外できていないのです．

　ここの判断の違いは何でしょうか？　それは治療方法や治療反応性などが「RLS/WED」と「それ以外」では変わってくるからです．医学では症状が似ていても治療法や予後，反応性が違う疾患は区別しようとします．このように RLS/WED の治療経験がある医師にとって，RLS/WED は頭の中できちんとした疾患としての地位を確立しつつあります．治療に専門医としての技量がかなり試されますし，オピオイド（麻薬系鎮痛薬）を用いたりもしますし，いい加減な診断にオピオイドを長期処方するなんてことは一番したくないことですし，ドパミン作動薬はやはりプロが用いないといけない薬剤ですし，非常に面白い疾患ですから RLS/WED という診断を慎重につけようとします．そういう状況で，除外されるべき RLS mimics を混ぜたような議論をすると，非常にフラストレーションが高まります．

この疾患を最初に日本に紹介した某製薬会社がマーケティングをしようとしたとき,「4個の質問で簡単に診断がつく！」などという宣伝をやりました．何とかRLS mimicsとRLS/WEDを分けて治療をしようとして努めている睡眠専門医にとっては，非常に失敬な話です．もちろん問題になりましたので，今ではそういう宣伝はやめています．代わって「睡眠専門医を受診してください」といっています．これも当たり前すぎて，しかも「そんな睡眠専門医，どこにいるのか？」という状況ですので，患者にとってよい状況とはいえません．問題は「『簡単に診断できる』『画期的な治療がある』などと，期待値を上げられて受診されると困る」という声を最初に十分上げなかったということです．そして，いまだに「きちんとトレーニングされた睡眠専門医がどこにいるのか？」を患者に伝えられない日本の睡眠診療の未熟さを痛感させられます．

極論4　原因がよくわからないのに治療していることを畏れよ

　さて，RLS/WEDの病因は何でしょうか？　変性疾患？　血管障害？　自己免疫？　教科書，専門医（えらい専門医）に聞いてみてください．「よくわからない」というのが現時点の答えです．そうです．これだけ薬の宣伝やら診断云々といっていますが，病因がわかっていないのです．
　もちろん，わかっていることはあります．まず，どうやら中枢神経（線条体や黒質）でフェリチン，鉄が低下しているようなのです．これはいろいろな研究が首尾一貫していますので，おそらく覆ることはないと思われます．ですから，鉄剤投与開始の基準になるフェリチンの値はここ数年上がり続けて，現在では75 ng/mL以下で治療開始となっています[7]．これは末梢血の鉄量ではなく，中枢神経の中で利用される鉄が問題になるからと考えられます．フェリチンは鉄欠乏性貧血では15 ng/mL以下になるといわれており，血液内科の医師からすれば，治療開始基準が甘すぎるという印象があるかもしれませんが，対象となる疾患が全く異なるのですから仕方ありません．ただし，鉄欠乏性貧血の場合はRLS/WEDがある症例もあり，患者の訴えがある場合はよく聞いてみてください．

さらに何度もいいますが，ドパミン作動薬でも症状が緩和します．これも何度やっても，いろいろな種類のドパミン作動薬で治験をしてみても効果があるため，ドパミンが関わっているのは間違いなさそうです．「じゃ，何もごちゃごちゃいうことはないから，どんどん処方すればいいじゃないか」というと，そうではありません．

　まず前提条件として，RLS/WED ではドパミンが欠乏しているのでしょうか？　じつはそういう証拠はないのです．大切なことなので，もう一度いっておきますが，

RLS/WED でドパミン欠乏は認められません

ここが同じようにドパミン作動薬を処方する対象であるパーキンソン病とは全く異なるのです．図 1 を見てもわかるように，全体としてはコントロールに比較して，ドパミン産生は低下していません．ただし，夜間の産生が昼間の産生に比較して低下していることは示唆されていますが，これは決定的ではありません．

　ここに RLS/WED のほかの疾患にない非常に大きなポイント特徴があります．すなわち症状が日内変動するという事実です．要するに投薬のリズム，時間帯が

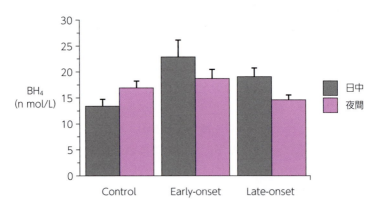

図 1　ドパミンの産生と関連があるとされる tetrahydrobiopeterin (BH_4) の CSF 濃度［文献 8) より］．
正常コントロール（Control）に比較して，45 歳まで発症の RLS/WED（Early-onset）と 45 歳以降発症の RLS/WED（Late-onset）で低下は認められなかった．しかしながら，一応日中に比較して夜間の産生が低下していることが示唆された

非常に大きな意味をもつのです．例えば，症状が午後9時に出始めて，就寝時間が午後11時という人の場合，午後8時くらいには服薬しないといけなくなります．ですから処方の際に「夕食後」などという曖昧な服薬指示をしてはいけません．きっちり時間を指定する必要があります．

「でも，まぁ効くならばいいじゃないか？」という単純な思考回路の皆さん，神経を甘く見てはいけません．ドパミンが基本的に欠乏していないのに，ドパミンを外から足すとどうなるでしょう？

もちろん副作用が出ます

しかも，かなりおかしな副作用がでるのです．augmentation と呼ばれる

症状開始の時間が服薬する時間よりも早くなってしまう

という副作用が出るのです．例えば，就寝時間が午後10時の患者がいるとします．症状が服薬開始前は午後9時くらいから始まるため，ドパミン作動薬を午後8時に服薬するようにします．すると午後7時から症状が始まるようになるのです．夜の症状を抑えたら，昼間の症状が悪くなる rebound という副作用もあります．このような副作用は用量依存性に発生しやすくなるので，ドパミン作動薬の用量はパーキンソン病に比較してかなり少なくなります．最近，持続的にドパミン作動薬を分泌するパッチ製剤も適応が認められたのですが，これですと，あまり augmentation や rebound が認められないといわれています．同じようなドパミン作動薬なのに不思議だと思いませんか？　これも RLS/WED が日内変動することと密接に関わっていると思われますが，はっきりとしたメカニズムはわかっていません．

　このようにはっきりとした原因もわからないまま，手探りで治療をしている段階ですから，当然慎重になってしかるべきです．しかし逆にいうと，わかってきたことを世界中の専門医がもち寄り意見交換をして，治療がかなりのペースで変わっている**非常にアクティブな段階にある分野**ともいえます．

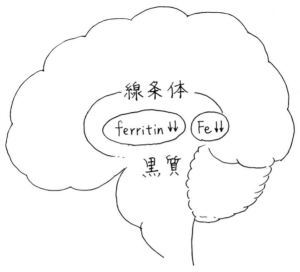

RLS/WED でわかっていること
- 中枢神経におけるフェリチン・鉄の低下
- ドパミン作動薬が効く ⇒ 末梢でなく中枢の問題

> **筆者談2** 睡眠医学の難しい点
>
> 「死なない…」．そう，睡眠関連疾患が原因で死ぬ疾患はほとんどありません．これは何を意味するのでしょう？ そう，**解剖による病理診断がつけられない**のです．何しろ形態としては，正常なことが多いので組織診断すら厳しいです．扁桃くらいなら取れますが，別に扁桃が眠るわけではありません．
>
> 何とか画像や機能画像で眠っているときの脳を評価できればいいのですが，ガンガン音が鳴り響くMRIの狭いスキャナーの中でひと晩中眠るのはかなり難しいですし，PETやSPECTなどの放射線同位元素を投与して取り込みを見るような核医学検査も，なかなか刻一刻と変わっていく睡眠を捉えるのには不適格です．
>
> というわけで，脳波や心電図などをもとにしたPSGという生理検査に依存しているのです．

RLS/WED で押えなくてはいけないポイント

1. RLS/WED はさまざまな名称があるが，正しい名称で呼ぶように心がける．RLS/WED が最も無難
2. 診断は症状からつける．決して簡単ではない
3. RLS/WED は独立した疾患概念として扱う．類似疾患と混ぜた議論をしない
4. ドパミンと鉄が中枢神経で関わっている証拠はあるが，いまだに病因が確定していない疾患であるため，治療は慎重にすべし

●文献
1) International Classification of Sleep Disorders 3rd Ed (ICSD-3). American Academy of Sleep Medicine, 2014.
2) Willis T:The London practice of physick. London: Bassett & Crook, 1685.
3) Ekbom KA:Restless legs. Acta medica Scandinavica. Supplementum 1945;158:1-123.
4) Ekbom KA:Restless legs; a report of 70 new cases. Acta medica Scandinavica. Supplementum 1950;246:64-8.
5) Ekbom KA:Restless legs syndrome. Neurology 1960;10:868-73.
6) Montplaisir J, Boucher S, Nicolas A, et al: Immobilization tests and periodic leg movements in sleep for the diagnosis of restless leg syndrome. Movement disorders : official journal of the Movement Disorder Society 1998;13:324-9.
7) Garcia-Borreguero D, Kohnen R, Silber MH, et al:The long-term treatment of restless legs syndrome/Willis-Ekbom disease: evidence-based guidelines and clinical consensus best practice guidance: a report from the International Restless Legs Syndrome Study Group. Sleep medicine 2013;14:675-84.
8) Earley CJ, Hyland K, Allen RP:Circadian changes in CSF dopaminergic measures in restless legs syndrome. Sleep medicine 2006;7:263-8.

第3部 境界領域で診る睡眠医学

外来,入院のどちらにも関連している領域を解説しています.

7 救急外来における睡眠医学
[Sleep medicine at emergency room]

- 極論1　救急外来の「眠れません」は「眠れない」ことが問題ではない
- 極論2　ブレーキ痕がない交通事故では睡眠を絶対に忘れない
- 極論3　救急医が今そこで,燃え尽きようとしている
- 極論4　当直勤務のアウトカムは「生産性」ではない

極論1　救急外来の「眠れません」は「眠れない」ことが問題ではない

　コンビニ受診などといわれますが,日本の救急外来では睡眠薬を処方してもらいに受診する患者が多くいます.忙しい救急外来では不眠の原因検索や認知行動療法をする時間はないでしょうから,今までの処方を継続することがほとんどです.新しい睡眠薬を処方しても構いませんが,それほど大勢に影響はなく「不眠を治癒させる治療」は,救急外来では不可能です.

　しかし,その睡眠薬を処方するときに1つだけ確認してほしいことがあります.それは「なぜ,救急外来に睡眠薬をもらいに来たのか?」ということです.その理

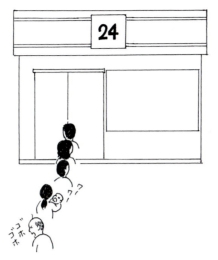

コンビニ救急に来る理由は，コンビニ受診が目的じゃないかも….

由が「勤務が休めなくて」「子どもの世話で昼間は出られなくって」というのであれば構いません．あなたが頑張ってコンビニ受診を減らすように説得する必要はありません．それはもっと上の病院経営に関わる人たちが考えるべき問題です．

🟪 精神疾患の悪化にともなう受診

　こうした状況で具体的に注意してほしいのは，その中に精神疾患の悪化にともなう不眠で受診しているケースがあるということです．「どうしても眠れないのです」と救急外来で泣きついてくる患者には「何かある」と思ったほうが無難です．よく考えればおかしな話であることは，一目瞭然です．本当に不眠の問題で悩んでいるのであれば，救急外来の非専門の医師に泣きつくのは筋違いですし，かかりつけの精神科医がいるにも関わらず，救急外来を受診して，新たに治療を要求してもあまり効果がありません．問題の本質は，患者がこうした論理的な思考ができない状態にあることです．

　特に「いらいらして薬をまとめて飲んだ」「もうどうでもいい」などという自暴自棄な発言をする患者には注意しなければいけません．一番恐ろしいのは，自殺念慮（ときには他殺念慮）が強くなって受診した場合です．「**（自殺，他殺しそ**

うなので）助けてください」というべきところが「眠れません」「睡眠薬ください」といっているわけです．

　医師として行うべき具体的なことは「自殺（他殺）しようと思ったり，準備したりしていませんか？」と自殺（他殺）の念慮や企図がないかを聞くことです．あれば，当然緊急の精神科コンサルトになります．

　その際よくいわれることですが，自殺や他殺のことを医師が口にすることを躊躇してはいけません．この点が守秘義務のある医師が一般人と違うところです．**逆に守秘義務で守られている ER や外来，病院において，自殺や他殺のことを聞き出さないと，ほかに聞きだす機会がないということも重々承知してほしいのです**．そして，こういう患者を救うことは立派な医師の仕事です．つまり，

あなたのひと言が，誰かを救えるかもしれません

　もちろん医師であっても人の感情を傷つけたくない，気分を害したくないと思うのはよくわかります．その際は「これはどうしても（「医学上」とか，「規則なので」と付け加えてもいいです）聞かないといけないのでお聞きするのですが，自殺したり，他人を傷つけたり，殺したりするような考えに陥っていませんか？」と聞けばいいのです．自分の経験では，今まで，この質問でちょっとびっくりされることはあっても，怒り出した人は1回も経験したことがありません．一方で，質問した途端にさめざめと泣かれて，「じつは死にたくて…」と患者が切り出し，「当たりか」と思った経験はよくあります．

　「自殺…？　そんなに多いかなぁ」と思っている方がいるとしたら，認識を改める必要があります．何しろ日本の死因のなかで全体の7位であり，15～39歳では1位なのです．15～44歳で自殺の占める割合が死因の20％を超え，20～24歳では49.8％を占めるのですから，いかにコモンな問題なのかがわかります（表1）．
　また，睡眠薬の使用は，独立したリスクファクターとして，自殺念慮，自殺企図の危険率をそれぞれ2.2倍，1.9倍に有意に上昇させるというデータがあります[1]．救急外来では医師として睡眠薬を減薬，休薬するなどに腐心するのではなく，これらの睡眠薬をもらいに来る患者たちを「自殺の危険の高いグループ」であると認識する必要があります．

表1 死因順位[*1]別 死亡数・死亡率（人口10万対），年齢（5歳階級）別［文献2］より抜粋

年齢	第1位 死因	死亡数	死亡率	第2位 死因	死亡数	死亡率	第3位 死因	死亡数	死亡率
総数[*2]	悪性新生物	367 943	293.3	心疾患	196 760	156.9	肺炎	119 566	95.3
0歳[*3]	先天奇形等	745	74.2	呼吸障害等	261	26.0	乳幼児突然死症候群	147	14.6
1～4	先天奇形等	147	3.5	不慮の事故	112	2.7	悪性新生物	88	2.1
5～9	悪性新生物	103	2.0	不慮の事故	102	1.9	先天奇形等	37	0.7
10～14	悪性新生物	101	1.8	自殺	100	1.8	不慮の事故	86	1.5
15～19	自殺	433	7.3	不慮の事故	312	5.3	悪性新生物	141	2.4
20～24	自殺	1 177	19.7	不慮の事故	384	6.4	悪性新生物	175	2.9
25～29	自殺	1 422	22.0	不慮の事故	386	6.0	悪性新生物	325	5.0
30～34	自殺	1 518	20.9	悪性新生物	698	9.6	不慮の事故	417	5.7
35～39	自殺	1 761	20.7	悪性新生物	1 392	16.4	心疾患	550	6.5
40～44	悪性新生物	2 900	30.1	自殺	2 040	21.2	心疾患	1 218	12.6
45～49	悪性新生物	4 682	55.2	自殺	2 045	24.1	心疾患	1 716	20.2
50～54	悪性新生物	7 755	100.9	心疾患	2 558	33.3	自殺	2 015	26.2
55～59	悪性新生物	13 843	182.6	心疾患	3 681	48.6	脳血管疾患	2 247	29.6
60～64	悪性新生物	27 844	312.2	心疾患	7 126	79.9	脳血管疾患	3 908	43.8
65～69	悪性新生物	42 148	462.8	心疾患	10 173	111.7	脳血管疾患	6 011	66.0
70～74	悪性新生物	51 649	654.4	心疾患	14 478	183.4	脳血管疾患	8 758	111.0
75～79	悪性新生物	59 115	946.7	心疾患	21 544	345.0	脳血管疾患	13 689	219.2
80～84	悪性新生物	65 758	1 354.4	心疾患	33 740	695.0	肺炎	22 897	471.6
85～89	悪性新生物	54 191	1 774.4	心疾患	43 250	1 416.2	肺炎	31 551	1 033.1
90～94	心疾患	35 357	2 715.6	悪性新生物	26 385	2 026.5	肺炎	24 854	1 908.9
95～99	老衰	17 761	5 060.1	心疾患	16 538	4 711.7	肺炎	11 368	3 238.7
100歳以上	老衰	8 302	13 836.7	心疾患	4 007	6 678.3	肺炎	2 878	4 796.7

[*1]〔1〕乳児（0歳）の死因については乳児死因順位に用いる分類項目を使用している．〔2〕死因名は次のように略称した．心疾患←心疾患（高血圧性を除く），先天奇形等←先天奇形，変形及び染色体異常，呼吸障害等←周産期に特異的な呼吸障害及び心血管障害，出血性障害等←胎児及び新生児の出血性障害及び血液障害．
[*2] 総数には年齢不詳を含む．
[*3] 0歳の死亡率は出生10万に対する率である．

極論2 ブレーキ痕がない交通事故では睡眠を絶対に忘れない

　救急外来に交通事故で搬送されてくる患者は多いです．この場合よくいわれることですが，ブレーキ痕があるかどうかという情報は非常に重要で，ない場合は意識消失を呈する疾患を考える必要があります．その際は，6Sといわれている「sake 飲酒」「sleep 居眠り」「seizure てんかん発作」「syncope 失神」「suicide 自殺企図」「sugar 低血糖」を鑑別診断で考えなければなりません．「stroke 脳卒中」を入れることもあるそうです（strokeで急性の意識障害になるような場合は，脳幹か大脳皮質の広汎な病変であり，相当重篤な状況ですので一時的な意識障害ではなく，継続的に意識障害を呈している場合が多いです）．

ブレーキ痕がない交通事故の鑑別診断 6S ＋ 1S

- sake 飲酒
- sleep 居眠り
- seizure てんかん発作
- syncope 失神
- suicide 自殺企図
- sugar 低血糖
  ＋
- stroke 脳卒中

　ここで睡眠に関して，「どこまで情報を取るのか？」についてはガイドラインも何もありません．ただし，のちの検証で必要になってきますので，カルテ記載の重要度が増してきます．皆さんのカルテ記載が 裁判，事故調査委員会，保険支払い，新聞記事などの非常に社会的インパクトの高い活動と直結してくるわけです．そこで睡眠に関するある程度コンセンサスを得ている記載内容を次に記しておきます．

交通事故に関わる睡眠関連の記載事項

1 睡眠スケジュール

　まずは，睡眠のスケジュールです．就寝時間（ベッドに行く時間と実際に眠りに落ちる時間を分けて聞きます），起床時間を記載します．「何時間眠っていますか？」ではなく，このような聞き方をするのは恒常性だけではなく，概日リズムの要素を考慮しなければならないからです．そこに関連してシフトワークであれば，シフトに関する記載（何時から何時まで勤務したか，最後の休日は？）をします．

2 時間帯

　何時に運転を開始したのか，開始後どの程度経ってから事故が生じたのかを聞きます．そして，重大事故が起こりやすい時間帯というものがあります．どこの国でもだいたい同じで「午後と午前の2時～4時」です．これは概日リズムの影響で覚醒の力が弱まるからです．この時間帯は運転を避けることが賢明です．

3 睡眠不足

　そこに睡眠不足が関わってきます．事故前数日から1週間の勤務，睡眠状況を聞き，睡眠不足の有無を記載します．その際に，睡眠不足なしで働いている労働者のほうが稀であると思っておいてほしいのです．「睡眠時間を削って働く」ことを美徳とする悪習が，未だに日本の企業に多いことに驚きます．特に運転に関わる会社は，睡眠時間や勤務時間に気をつけなければなりません．目先の利を得るために重大事故が起こるリスクを増やすことが，いかに割に合わないことに気づいてもらいたいものです．

4 閉塞性睡眠時無呼吸症候群（OSAS）

　そして冒頭の2, 3章でもとりあげた**閉塞性睡眠時無呼吸症候群［obstructive sleep apnea syndrome；OSAS］**は，当然のことながら考えないといけません．いびきの有無，中途覚醒，家族からの無呼吸の指摘，日中の眠気などを聞きます．この場合，睡眠クリニックに受診してもらうことになりますが，注意してほしいのはOSASだけに注目していると，大切なシフトワークや睡眠不足などの要素を

見落としてしまうことがあります．**OSASに原因を求めたい気持ちもわかりますが，重大事故の場合は複数の要素が絡まり合っていることが多いです．**無治療のOSASがあって，睡眠不足であり，シフトワークにおいて，概日リズムの覚醒度の低下する午前3時に事故を起こす，というようなことは多く，多要因を同時にアセスメントする必要があります．

コラム1　居眠り運転は，居眠る前が生死の分かれ目（「判断力低下」を軽く考えるな）

居眠り運転が死亡事故を引き起こすことは明らかです（図1）．予防しようと思えばできないことはないのですが，じつはこの点，睡眠専門医にとっても非常に複雑な問題です．重要なことは，車の運転では「居眠りをしてしまったら手遅れ」であるということです．居眠り運転を予防するには，居眠りの前に運転を止めることです．こんな単純な理論なのに，居眠り運転がなくならないのはどうしてでしょうか？

ちょっと想像してほしいのですが，大事な打ち合わせの相手が30分遅れてきたとします．相手が「すみませんでした．ちょっと眠気があったのでサービスエリアで仮眠したら，遅刻してしまいました」といいわけをしたとします．また，打ち合わせの時間前に電話をしてきて「すみません．眠気があるので仮眠してから向かいますので，30分～1時間遅れます」と予め伝えてきたとします．皆さんの反応はどうでしょう．「それは仕方ないですね．ゆっくり休んできてください．安全運転第一でね」などというお大尽はやはり少数派でしょう．大部分の人は「はぁ？　ふざけるな．急いで来い！」だと思いますし，運転する人もきっとそういわれると思って「眠くても遅刻するよりマシ」と判断して運転を続行するわけです．そしてこの場合，居眠り運転による事故を起こしたとしたら，何が問題となるのでしょうか？

直接的には「**眠くても遅刻するよりマシ**」とした「判断」が間違っていたことになります．「**遅刻しても事故るよりはマシ**」と考えねばならないわけですが，簡単な判断でないことはわかってもらえると思います．そして**この判断に必要な「判断力」が眠気のあるときに正常に働かないのです．**

よく睡眠不足の症状に「判断力の低下」と書いてありますが，これを「ああ，そうね．判断力が低下するのだね」とサラーっと流し読みしないでほしいのです．人間は誰もが必死に判断力を使って日々生き延びています．生死に関わる場合もあれば，社会的な生死に関わる場合もあります．このような事態で私が判断を誤って失敗した例を，日本臨床睡眠医学会のウェブのエッセイとして載せていますので読んでみてください（http://www.ismsj.org/houston/vol9/.）[3]．

運転をしている人ならば誰でも「**眠気があるが，早く目的地に着きたい**」と考えることはよく経験すると思います．「**眠気があるので，早く目的地に着かなくてもよい．休む**」という判断をするには，どうすればよいのでしょうか？　まず大切なことは「判断力が使えるうちに使う」ということです．眠気が強くなってくると正確な判断ができなくなりま

す．運転の前日に睡眠が十分にとれないとわかっている場合は，予め予定を変更し，公共交通機関を利用するというのは，正常な判断です．また，仮眠を予定に入れて，余裕をもって出発するというのも，正常な判断です．

　「本当にやばくなったら運転を止めて，休むという判断ができる」と思っていても，できないから居眠り運転による事故が起きます．睡眠医学の父である William Dement 先生がスタンフォード大学の講義で「drowsiness is red alert」（眠気は赤信号）という標語を広めようと活動をしています．黄色信号ではなく，赤信号なのです．「眠気があったら止まらないといけない」のです．眠気の先には，止まれるチャンスはないのです．

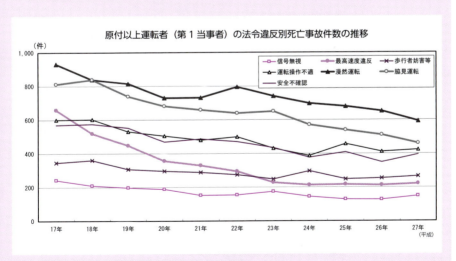

図1　警察庁発表による死亡事故の原因別の推移［文献4）より］．
「居眠り運転」というカテゴリーはなく，漫然運転などに含まれるのだろうが，はっきりと区別すべきであろう

第7章　救急外来における睡眠医学　113

極論3　救急医が今そこで，燃え尽きようとしている

　救急外来というのは「北米型」の救急外来のスタイルであっても燃え尽きの最も多い専門分野です（図2）．これはおそらく睡眠との関連というよりも仕事の性質によるのではないかと思われます．すべての科と関わりあい，緊急事態に対応するときに最大限のアドレナリンの分泌を繰り返すのですから，脳が耐えられなくなるのもわかります．

　また，救急外来は常に専門医たちの批判の対象になります．曰く「なぜ救急でこんな基本的な診察，検査をやっていないのか？」「なぜこの疾患がうちの担当なのだ？」などです．人間は何歳になっても感謝され，褒められたいと思うものです．誰も好きこのんで批判ばかりされたくはありません．また，救急外来のシフトワークにも向き・不向きがあります．人間の生理に逆らったことをするのですからシフトの組み方に工夫が必要です．

　また別のある研究では，医学生が研修医になって睡眠時間が減ることによる影響が調査されたのですが，うつ病のスコアが上昇し，燃え尽き（burn out）を示すスコアが上がったことが報告されました[5]．この研究から見ても，睡眠不足と燃え尽きの間には関連があります．

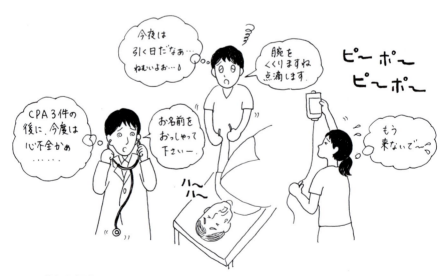

救急を担当する医療者の疲弊．「救急医がそこで燃え尽きようとしている」

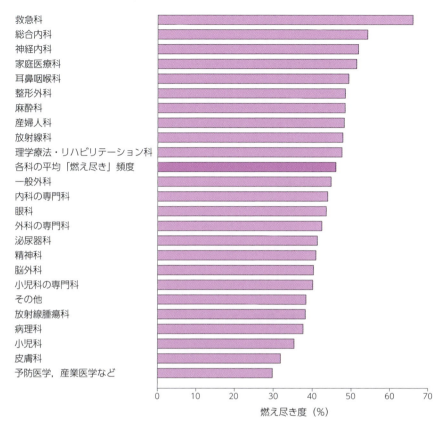

図2 米国における診療科別の「燃え尽き」頻度．救急科がダントツの1位［文献6）より］

　図2は，米国におけるデータですから直ちに日本に当てはまらないかもしれません．しかし，ここで面白いのは，米国では救急医が他の科の医師に比べて睡眠不足というデータがないことです．特に北米型の救急外来システムでは，指導医レベルになると完全なシフトワーク（指導医は週に3〜5回，8〜12時間のシフトに入ります．レジデントはもっと多いです）になりますので，彼らの生活を見ていても睡眠不足というイメージはありません．それでも燃え尽きが最も多い科目であることは，かなり特殊な労働環境であることが示唆されると思われます．

日本では，この状況にさらに睡眠不足の要素が加わってきますから，相当に燃え尽きやすい環境にあると思われます．残念ながら日本のデータはありません．しかし実感として，日本の救急外来が米国よりも労働環境がいいとは決して思えません．もし彼らに辞めてほしくないと考えるのであれば，注意が必要です．救急外来の存在がなくなると，専門医たちはたちまち機能不全に陥ります．すると救急外来を専門としない専門医たち（皮肉なことですが）がローテートをやることになり，批判にさらされる側に回されます．そのときになって悔やんでも遅いのです．専門医たちは専門領域の診療に集中するためにも，救急外来を過度に批判することは慎まねばなりません．そして救急外来で勤務する医師たちが十分な睡眠時間が確保できるようにしないと「燃え尽き」てしまいます．もちろん，睡眠時間の確保だけでなく，ポジティブな評価も伝えること，昇進の道筋を見えるようにするなど，その他の救急外来の特殊な環境による燃え尽きを防ぐ手立てを考えねばなりません．

筆者談1　お互いの科の特徴を尊重すること

　皆さんは自分が所属している科を愛していますか？　当然自分が悩みに悩んで選んだ進路ですから，愛していて当然です．では，自分の科のどういう点を愛していますか？

　例えば，私は神経内科，神経生理，てんかん，睡眠医学に関わっていますが，そのすべてを愛しています．ここからが問題なのですが，この「自分の科への愛」が他の科を蔑むということで表出する医師がいます．救急外来に対する蔑みも非常によく聞かれます．「全然アセスメントできていない」「こんなの見落とすなよ」「あそこはシフトだから早く帰れていいねぇ」などなどです．これは米国でも日本でも同じです．

　特に救急外来の対応の質で，入院を担当する科の仕事量が変わりますから，文句をいいたくなる気持ちもわかります．しかしながら，救急外来と入院の両方をやればわかるのですが，救急外来では反射的に標準的治療を選択することが求められます．細かく考える時間がないケースも多いのです．シフト勤務は暇なときも忙しいときもありますが，暇であっても，決してシフト中は気持ちをOFFにすることができません．もちろん休息はとれるかどうかわからないため，米国のレジデントの勤務時間の規定では，病院内の休息時間を休息とカウントせず，「シフトが終われば，自宅で休息すべし」となっているのです．

　私が米国で勤務していて「本当にありがたい」と思うことの1つは，米国では救急外来を他科の医師が担当することがないことです．さらに最近では，ホスピタリストという入院専門の総合内科医がいて，入院の細々とした業務をこなしてくれます．彼らもシフト勤務をしています．おかげで専門科の医師は自分の専門のことだけに集中できるというわけです．

極論4　当直勤務のアウトカムは「生産性」ではない

　医師はシフトワーカーでしょうか？　タイムカードもなければ，きちんとした勤務開始時間や終了時間が設定されていないため，自分がシフトワークをしている意識は少ないと思います．

　もともと医師の仕事は境界線がはっきりしません．一生涯勉強し続けなければいけない仕事ですし，医師の勉強は仕事と不可分であり，私は「自己研鑽」という言葉で片づけるのが大嫌いです．例えば，勤務が終わったあとの勉強会は仕事でしょうか？　論文を書くのはどうでしょう？　自分で勉強する時間はどうでしょう？　こうやって私が本を執筆する時間はどうでしょうか？　それらは「すべてが医師の仕事です」としかいいようがありません．

　ですから，医師の仕事をシフトワークとしてとらえるのは無理があります．しかし医師も労働者ですから，どこかで区切らねばなりません．そこで統計の便宜上，患者のケアに直接関わる業務を「勤務」と考えるようになっています．厚生労働省のデータでは医師の週平均の労働時間は66.4時間でした．一般の労働者の週平均の労働時間は40時間ですから，単純にその長さだけを比較しても相当な長時間労働といえます．これは一般企業では労働基準法で規定されている法定労働時間の週40時間の労働時間を守らないといけませんので，調査でも絶対に40時間を超えないわけです．40時間を超えれば法律違反ですから速やかに指導が入ります．

　医師は長時間労働に加えて，当直する必要がほとんどの科であるため，そのようなときはシフトワークとして考えねばなりません．

　救急外来があるような総合病院では「24時間当直医が常駐する総合病院が存在する」という安心感を（赤字でも）地域住民に提供することを至上命題としています．これが当直の表立った意義です．この公的意義を優先したうえで「生産性も上げろ」というモウレツな病院もあります．確かに，米国で指導医として当直をしていると，自分の専門の患者を診療すれば出来高契約のため，明らかに収入に反映されます．しかし，日本では診療しても「よし，今日は◯◯人の患者を診たからかなり働いたなぁ．売り上げに貢献した」という感覚をもつことは皆無だと思います．

多くの患者に対処し，何とかミスをせず，必要とされるケアを迅速に行うことが救急外来では求められます．うまく救急外来を切り盛りしても当然とされ，褒められることはまずありません．逆に見逃すと，大きな問題になります．また，逆に慎重になりすぎて入院ばかりさせると，他科から文句をいわれます．残念ながら極端な減点方式の診療といえます．

　少し話が脱線しますが，こうした実情を踏まえて，一体何を救急外来での当直勤務の指標すべきアウトカムとして最優先すべきでしょうか？「生産性…？」，とんでもないです．当直勤務で生まれる売り上げなんて，医療ミスで訴えられれば，簡単に吹き飛びます．たとえ，臨床指標として計測しやすくても「待ち時間の少なさ」を指標にしてはいけません．当直医1人あたりの診療した患者数を調べて議論するのも，医療の素人だとばれてしまいます．当たり前のことですが，**当直勤務の指標すべきアウトカムは絶対に「医療ミスの少なさ」「見逃しの少なさ」にしなければなりません**．それ以外は枝葉末節です．それゆえに，当直医の判断で入院させて，経過観察をして重大な疾患がないかどうかを確認するような入院を，決して批判してはいけません．救急外来の当直医がプレッシャーなく入院判断をできるような環境を整えなければいけません．

　さて，睡眠医学に戻りましょう．そういう環境を整えたうえで，さらに医療ミスを減らすには，どうすればよいのでしょうか？　特に若い研修医にとってシフトワークのコツを学ぶ必要があります．シフトワークにはシフトワークのコツがあります．以下にコツをリストにしました[7]．

1. 当直業務に入る前日は十分な睡眠をとる（睡眠負債を抱えない）．できれば当直の前の午後に昼寝を1〜2時間とる
2. 当直に入る前に十分な食事と水分補給をする
3. 深夜の午前2〜4時に，できれば30分程度の仮眠をとる（生理的に覚醒が低下しているときに休む）．このことが，残りの時間に覚醒を保つために役立つ
4. 勤務中の覚醒を保つために照明を明るくする
5. カフェインは反応に個人差があるので，自分の反応をよく知ったうえで使用する

⑥ 当直明けの長距離ドライブは絶対に避ける（明確な指標はないものの，30分以上は危険）
⑦ 当直明けの朝は，まず自宅に帰って医者スイッチをoffにする．そのうえで日中に仮眠をとる．当直明けの日の翌日に日勤に戻る場合は，夜の睡眠に差し支えないようなタイミングと時間を探す（眠りやすさから推奨されているのは午後2〜4時の間に30分眠ること）
⑧ 当直明けの日の夜は早めに寝る
⑨ 当直明けの日に予定を入れない（どうせ楽しめないし，失敗する可能性も大）
⑩ アルコールを摂取しない（睡眠のリズムが崩れる）

こういうことは先輩医師が後輩医師に教えなければならないことですが，驚くほど皆が自慢しながら無茶をします．人命に関わる医師の業務に関していえば，武勇伝など全く意味をなしません．プロならば「休むことも業務の一環」として真剣に取り組む必要があります．

救急外来における睡眠医学で押えなくてはいけないポイント

1　救急外来で睡眠薬処方を懇願する患者の自殺リスクに注意する
2　ブレーキ痕のない交通事故は「睡眠の病歴」を取っておく
3　救急外来で燃え尽きないためにも睡眠をとる
4　プロとして当直のシフトワークのコツをマスターし，伝えよ
5　救急当直では「生産性」を求めない

● 文献

1) Brower KJ, McCammon RJ, Wojnar M, Ilgen MA, Wojnar J, Valenstein M：Prescription sleeping pills, insomnia, and suicidality in the National Comorbidity Survey Replication. The Journal of clinical psychiatry 2011;72:515-21.
2) 厚生労働省：平成26年人口動態統計月報年計の概況，第7表.
3) http://www.ismsj.org/houston/vol9/.
4) 警察庁：飲酒運転による交通事故関連統計（平成26年中）
5) Rosen IM, Gimotty PA, Shea JA, Bellini LM：Evolution of sleep quantity, sleep deprivation, mood disturbances, empathy, and burnout among interns. Academic medicine : journal of the Association of American Medical Colleges 2006;81:82-5.
6) Shanafelt TD, Boone S, Tan L, et al: Burnout and satisfaction with work-life balance among US physicians relative to the general US population. Archives of internal medicine 2012;172:1377-85.
7) Horrocks N, Pounder R Working the night shift: preparation, survival and recovery A guide for junior doctors The Lavenham Group Ltd, Suffolk, Great Britain 2006. より一部改変.

8 不　眠
[Insomnia]

> 極論1　不眠が焦げつくのは，睡眠を知らないから！
> 極論2　きっぱりいい切る！　不眠とは「○○」の故障
> 極論3　鑑別診断ではなく，システムで考えろ！
> 極論4　慢性不眠には治癒の可能性と治癒しない理由がある
> 極論5　睡眠薬は「一時避難所」

極論1　不眠が焦げつくのは，睡眠を知らないから！

　この本も折り返し点ですが，ようやく「不眠」を扱います．そして，その診断のポイントは非常にシンプルです．

> 不眠の治療「焦げついて」ますか？
> 不眠の治療，好きですか？
> 不眠は難しいから，嫌いですか？
>
> …いやいや，不眠の診断は簡単です
> だいたい患者は主訴で「眠れません」といってきますので
> わざわざこちらから聞き出す必要もありません

不眠の症状としてはInternational Classification of Sleep Disorders [ICSD, 睡眠関連疾患国際分類]*を見ても，本当に症状をごちゃごちゃ書いているので

すが（表1），一番大切なことは「夜眠れなくて，昼間のパフォーマンスが低下しているのか？」ということです．「先生，眠れません」「昼間の調子どうですか？」「ぼーっとして調子悪いです」で，「はい，不眠」というふうに診断がついてしまいます．これは4時間くらいの短時間の睡眠で絶好調な人（「short sleeper」といいます）を除外するという理由ですが，そんな人はまず外来に来ません．

||　はい，簡単ですね　||

　ちょっと注意が必要なこととして「**夜眠れないのに，昼間も眠れない（不眠）**」なのか，「**夜眠れないので，昼間眠くて居眠りをする（不眠以外の疾患を考えるべし）**」なのかは，当然聞かねばなりません．明らかなOSAS（閉塞性睡眠時無呼吸症候群）などのほかの睡眠関連疾患による「眠れない」の除外診断のプロセスを行うわけです．が，不眠の診断の主な作業は「あっ！」という間です．

■ 不眠が焦げつく過程

　しかし，ここからのプロセスが不眠とほかの疾患の大きく違うところです．ふつう診断がつくと大まかな治療方針が見えてくるのですが，不眠は大威張りで診断をつけたところで治療方針が全く見えません．「ああ，わかりました．あなたの診断は，ズバリ不眠です」といえば，患者は「そんなことはわかっている．何とか眠れるようにしてくれ」というコントのような展開になります．表1をいくらシゲシゲと眺めても治療法はわかりません．
　というわけで，遅かれ早かれ，医師はきっとベストだとは思わなくても，それしか治療法がないと思うので，「じゃあ，睡眠薬を処方しておきますね」といいます．で，翌月外来に戻ってきて患者が

先生，最初の1週間くらいは睡眠薬で眠れたのですが効かなくなってしまいました

といいます．すると医師は「では，ちょっと量を増やしましょう」というか，「別

---

* 本書では，「睡眠障害」は「不眠」との混同を避けるため使用せず，International Classification of Sleep Disorders（ICSD）を「睡眠関連疾患国際分類」の表記で用いています．

表1 急性（短期間）不眠と慢性不眠の症状

A．患者本人，親，保護者が以下のうち1つ以上の症状を訴える
  1．入眠困難
  2．睡眠維持困難
  3．早朝覚醒
  4．適切な時間に就寝することに抵抗する（小児における症状）
  5．親や保護者がいないと眠れない（小児における症状）
B．患者本人，親，保護者が以下のうち1つ以上の夜間睡眠困難に起因すると思われる症状を訴える
  1．疲労，倦怠感
  2．注意力，集中力，記憶力の低下
  3．社会，家庭，職業での支障，もしくは学業低下
  4．気分障害，イライラ感
  5．日中の眠気
  6．多動，衝動的，攻撃的などの問題行動
  7．やる気，気力，自発性の低下
  8．過失や事故を起こしやすい
  9．睡眠について心配したり，不満がある
C．上記の睡眠，覚醒に関する訴えが睡眠不足や不適切な睡眠環境で説明できない
D．上記の睡眠，覚醒に関する訴えが週3回以上生じる（慢性不眠のみの診断基準）
E．持続期間：急性（短期間）不眠なら3カ月以内，慢性不眠だと3カ月以上
F．上記の睡眠，覚醒の困難がほかの睡眠関連疾患で説明できない

慢性不眠はA～Fのすべてを，急性（短期間）不眠はD以外のすべてを満たす
［文献1）American Academy of Sleep Medicine：International Classification of Sleep Disorders, 3rd ed, 2014より］（米国睡眠医学会：ICSD第3版を著者訳）

の睡眠薬を試しましょう」というかの二択になります．どちらにしろ，この患者は翌月には

（増やしてもらったけども，もしくは別の薬にしてもらったけども）最初はよかったのですが，効かなくなってしまいました

といいます．外来をやっていると絶対に経験すると思いますが，これが立派な**不眠の「焦げつき」**です．患者は再診にちゃんと帰ってきますが，全然治療効果がありませんし，医師も何をやっているのかわからなくなります．こんな状況で，「不眠の治療が好きだ」という医師はいないでしょう．

では，どうしてこんなことになるのでしょう？　この原因は明らかなのですが，それを語る前にちょっと考えてほしいのです．皆さんは，降圧薬を処方するときに血圧のコントロールのメカニズムを知らずに降圧薬を処方しますか？　アンジオテンシン受容体のことを知らずにアンジオテンシン受容体拮抗薬を処方しますか？　自分の処方した降圧薬の効果がなかったら「何か見落としていないかな…？　二次性高血圧かも…？」と考えると思いますし，そのようにトレーニングを受けていると思います．

　振り返って皆さんは，どこかでちゃんと睡眠のメカニズムを「この人のいうことならきっと正しいに違いない」と思わせる偉そうな教授から習いましたか？　不眠の治療が焦げつく原因は，睡眠薬を処方する医師に睡眠に関する十分な知識がないからです．それは血圧のメカニズムを知らずに降圧薬を処方するようなものです．睡眠のメカニズムを知らずに睡眠薬だけを処方するから焦げつきますし，不眠の治療が嫌いになるのです．そして不眠の治療は「超弩級」に難しく，ほかの疾患と全く異なる考え方を必要とするのです．

「いやいや，私は知っています．不眠って，入眠困難，中途覚醒，早朝覚醒でしょ…？」という反応に，私はもう飽きてしまいました．「いやいや，原発性不眠と二次性不眠でしょ…？」という反応にも結構飽きています．

浅い！　浅すぎるのです

不眠を治療するには全然知識が足りません．簡単にいうと，**不眠を引き起こしている「要因」を分析しないと治療ができないのです**．そのために「人がどうやって眠るのか？」ということを知る必要が絶対にあります．

◼ まず「Process C」「Process S」「覚醒（arousal）」の仕組みを知る

　さて，人はどうやって眠るのでしょう？　皆さんが眠るときを想像してみてください．前提として「眠くなって」から眠る人がほとんどだと思います．では，どうすれば「眠く」なりますか？　まず，特殊なシフトワーカーの人を除いて，人間は夜になると眠くなります．これを**概日リズム [circadian rhythm]**，もしくは circadian の「C」をとって Process C といいます．主に光とそれを感知す

るシステムでコントロールされています．光に加えて，深部体温も関係しています．光が眼に入り，視交叉上核（suprachiasmatic nuclei）にシグナルが入って松果体に伝達されると，メラトニン分泌が抑制されるのです．そして暗くなるとメラトニンが分泌されます．このシステムは 13 章で詳しく説明します．電燈を使用する環境（日本ならばほぼ全域）にある限り，絶対に問題が存在します．

　次に眠くなるのは，どのような要因があるでしょう？　例えば，前の晩に 4 時間しか眠れなかったら，もしくは徹夜してしまったら，その次の日は「めっちゃ眠い」ですね．これが**睡眠の恒常性** [homeostatic drive, sleep drive]，もしくは sleep drive の「S」からとって **Process S** といいます．メカニズムとしては，起きている間，アデノシンという物質が脳に蓄積されていき，その蓄積された量に比例して，眠気が出るという仕組みになっています．このアデノシンは起きていると貯まり，眠ると減ります．ちなみにカフェインはアデノシン受容体に拮抗して，アデノシンが貯まっている状態を一時的に感じなくさせます．このシステムも「総睡眠不足」の現代社会に生きている以上，絶対に問題があります．

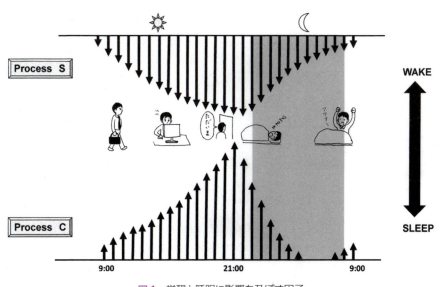

図 1　覚醒と睡眠に影響を及ぼす因子

ですが，この2つのシステムだけでは人間は機能できません．何しろどんな状況が来ても「夜が来たら眠ってしまい」「睡眠が足りなくなったら眠ってしまう」のでは，原始の世界では天敵に駆逐されてしまいますし，現代社会では働けません．Process C, Process S の信号をキャンセルするほどの強力な**覚醒〔arousal〕**のシステムがあるのです．当然のことですが，覚醒の力は，眠気の力よりも強く設定されています．この覚醒システムのおかげで夜でも働けますし，多少の睡眠不足でも覚醒していることができます．**この3つの Process C, Process S, arousal がバランスをとって「睡眠」と「覚醒」が入れ替わっているわけです**（図1）．これを知らずに「人がどうやって眠るのか」は理解できませんし，ましてや「不眠」の原因を同定して，治療することなんてできるはずがありません．

極論2　きっぱりいい切る！　不眠とは「○○」の故障

さて要因を議論する前に，不眠が難しいと思う理由の1つとして，「不眠」という言葉がいまひとつよくわからないことがあります．英語でいうところの insomnia が不眠に相当しますが，「症状なのか」「疾患概念なのか」がわかりにくいのです．答えは「両方のコンセプトが入ってしまっている」です．（原因が何であれ）眠れない症状として「不眠」と呼ぶ場合，そして誰がどういう背景で使うのかによって，どちらの意味になるのかが変わります．

まず，患者がいう「不眠」は，両方の意味が入っているので当てにしてはいけません．「ああ，これは症状として使っているな，ああ，これは疾患として使っているな」と翻訳しながら聴く必要があります．医師が「不眠」という言葉を使うときは疾患を意味することが多いですし，そうあるべきだと思います．というわけで「不眠」は疾患概念として扱うことにします．そうしないと議論が進みません．

では，先に飽きてしまったと書いた「入眠困難，中途覚醒，早朝覚醒」とは，何でしょうか？　これは不眠の症状であって，疾患概念ではありません．次に，「原発性不眠，二次性不眠」という分類はどうでしょう．確かに ICSD-2（第2版）の不眠の分類では，疾患概念の分類です．原発性と二次性に分けてから，さ

筆者談1　用語，言葉の重要性

　ある分野を勉強しようとしたときに用語が統一されていないと，非常にフラストレーションが高くなります．残念ながら，睡眠医学は洋の東西を問わず，用語が混乱する傾向にあります．

　その理由としては，睡眠があまりにも身近だからです．多くの人が睡眠に関してちょっとした一家言をもっています．「眠れなければ，ビールでも飲んで寝てしまえばいい」だの，「人間は4時間睡眠で十分だ．エジソンもそういっている」だのです．それは残念ながら医療従事者にも当てはまります．

　例えば，**「不眠症」**という言葉があります．それほど間違っているわけでもないのですが，不眠という疾患概念に，さらに疾患概念を示す「症」をつける必要はないので，本書では**「不眠」**で統一します．ついでにいいますと，英語のsleep disorderに相当する**「睡眠障害」**という言葉も，一般には不眠を意味することが多いのですが，ときには不眠だけではなく，睡眠に関連する疾患をすべて含むことがありますので，使いにくい言葉です．この本ではsleep disorderに相当する睡眠に関連する疾患全般を議論するときには**「睡眠関連疾患」**という言葉を使うことにします．

　また，International Classification of Sleep Disorders（ICSD）の表記も「睡眠障害国際分類」という言葉を用いると，不眠だけの分類かと誤解を招くため，「睡眠関連疾患国際分類」という言葉を用いることにします．

らに11種類の不眠がリストアップされていました（表2）．細かく鑑別診断を考えることで治療に直結させようとしたわけです．この分類は以前に，私も使お

表2　ICSD-2における不眠の分類　あまり役に立たなかった分類［文献2）米国睡眠医学会（著），日本睡眠学会診断分類委員会（訳）：睡眠障害国際分類 第2版（診断とコードの手引き）．医学書院，2010より］

1. 適応障害性不眠症（急性不眠症）
2. 精神生理性不眠症
3. 逆説性不眠症
4. 特発性不眠症
5. 精神疾患による不眠症
6. 不適切な睡眠衛生
7. 小児期の行動性不眠症
8. 薬物または物質による不眠症
9. 身体疾患による不眠症
10. 物質または既知の生理的病態によらない，特定不能な不眠症（非器質性不眠症，非器質性睡眠障害）
11. 特定不能な生理的（器質性）不眠症

としました．ほかの疾患と同じように「不眠でも，鑑別診断を考えろ！」といえるため，既存の診断方法の枠にはめ込むことができるのです．ところが，どうもうまくいきません．

最近 ICSD-3（第3版）が出版されたのですが，不眠は**慢性不眠**［chronic insomnia disorder］と**急性（短期間）不眠**［short-term insomnia disorder］の2種類になってしまいました．11種類から2種類に減ってしまったのです．なぜ，こんなことが起きたのでしょうか？ ここに不眠のユニークかつ難しい点が凝縮されています．

まず，すべての不眠に共通していえることがあります．それは「覚醒」と「睡眠」のバランスが「覚醒」に傾きすぎていることです（図2）．すなわち不眠とは，覚醒と睡眠という2つのオペレーションシステム（OS）の切り替えの故障と考えればいいのです．それが短期だと「勝手に治ること」があるのですが，3ヵ月を超えて長期にわたると「勝手には治らない」ということに基づいているのが，ICSD-3 の不眠の分類です．ですから，当然覚醒が過剰な状態「過覚醒」にあるのですが，「睡眠」の要因が弱まる状態も含まれています．

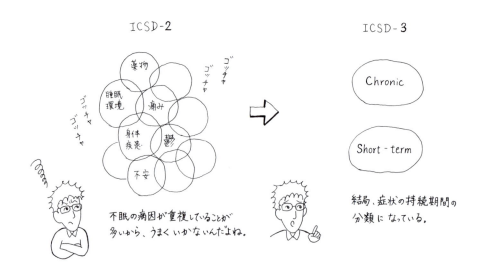

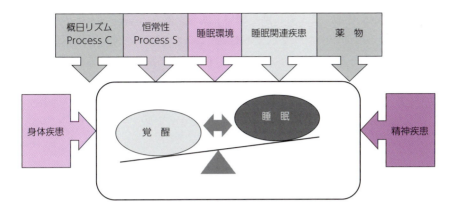

図2 不眠原因ではなく，システムごとの要因で考える

　通常，疾患概念は病因と対応するようにつくられています．対応していない場合は，何度も改定を重ねて対応するように変化させていきます．
　では，不眠ではどうでしょうか？　ICSD-2では明らかに病因と疾患名を対応させる試みがなされました．しかし，うまくいかないのでICSD-3で「やーめた」となってしまったのです．その原因は不眠を引き起こす要因が多数あり，その要因が程度の差こそがあっても，同時に存在する場合が多いことがあります．例えば，1人の患者にちょっと不安神経症があり，ちょっとライフイベント（結婚，離婚，死別など）があり，ちょっと痛みがあり，ちょっと夜型で，ちょっとOSASがあったりします．こういう場合，精神科医は「これは不安神経症があるので，ICSD-2によると，精神疾患による不眠だな．ならば不安神経症を治療すれば，不眠も治るはず」と考え，内科医は「痛みがあって眠れないのだから，身体疾患による不眠だ．痛みをとればいい」となるわけです．どちらも一部正しく，どちらも足りないのです．こういう状況で，病因を1つに限定して診断をつけようとすることは，あまり意味がありません．**不眠の治療では，不眠のすべての要因へアプローチする必要があるからです．不眠とは「究極のオーダーメイド医療」を必要とするのです．**
　そして日本の診療体制で，このようなオーダーメイド医療を必要とする不眠の診療に許されている時間はあまりにも少ないのです．なにしろ頑張って診療しても，診療報酬は加算できませんし，不眠専門の心理士に丸投げしたくても，そん

な心理士はいません．まともに話を聞いて問題を解きほぐすだけで，すぐに 30 分から 60 分の時間がかかってしまいます．ここが不眠の診療における最も大きな問題なのです．これを解消するには，①**不眠診療の加算を認める**，②**不眠治療専門の心理士もしくは医師のトレーニングプログラムをつくる**，必要があります．いくら新しい睡眠薬が出てきても，ここが解消されない限り問題は解決されません．

極論 3　鑑別診断ではなく，システムで考えろ！

　不眠が「覚醒，睡眠の OS の故障である」と考えるとわかりやすいということはわかってもらえたと思います．そこでちょっと難しいのは，それを引き起こす要因との関連性です．図 1 に示したように，覚醒，睡眠の OS には，それに影響を及ぼす複数の要因があります．前述した Process S，Process C も要因の 1 つです．

　過覚醒（hyperarousal）は要因というよりも OS に属する問題です．面白いのは，

要因にはアプローチできるのですが
故障そのものにアプローチするのは難しい

ということです．ここで原因（cause）ではなく，要因という言葉を使っているのにはわけがあります．要因（factor）には「複数の問題が同時に存在する」という語感があるからです．というわけで，不眠の治療は多要因のシステムに対するアプローチとして考えてほしいのです．

　初期研修のローテーションで，集中治療科を回ったりすると ICU に入院している患者は複数の問題がある場合が多いため，SOAP（subjective objective assessment plan）システムで 1 つひとつを取り上げるのではなく，循環器系，呼吸器系，神経系という大まかなシステムに分類しますが，不眠のアプローチはあれとよく似ています．Process S，Process C，内科疾患，精神疾患，睡眠関連

疾患，睡眠環境，薬物というようなシステムに分けて，図2を参照しながら問題を分類してほしいと思います．

そして「どの要因からアプローチするのか？」を決めます．もしくは「他科へコンサルトをすべきなのか？」「自分でできるのか？」も重要です．図2の内容はよく「睡眠環境指導」というものに含まれています．しかし，その中で羅列してある項目を読み上げるだけでは，その患者に本当に必要な要因の順序づけができません．一度に全部やろうとすると失敗する元です．「この患者さんは，この要因へのやる気はありそう」「ここの要因はまだ無理かな？」と考えながらやります．当然1回の外来で，何とかなるものではありません．もう一度いいますが，究極のオーダーメイド医療が必要なのです．

私が勤務しているスタンフォード大学睡眠医学センターでは，睡眠専門医と不眠専門の心理士が協力して治療に当たるのですが，日本ではなかなかそうは行かないと思います．自分で「何ができて」「何ができないのか」を見極める必要があるでしょう．そのためにも睡眠を知ってほしいのです．次に少し例を挙げてみます．

50歳の女性，複数の不眠要因…，「有り」

　50歳の女性が2年前から不眠を訴えています．仕事をしていますが，2年前に昇進して責任ある立場になりストレスも感じています．もともと細かい性格で不安神経症と以前診断されたこともありますが，現在，服薬はしていません．
　痩せ型ですが，閉経の頃からいびきをかくようになっています．元来夜型で，通常就寝時間は午前1時頃ですが，不眠になってからは早め（午後10時頃）にベッドに行くようにしています．寝つくのに2〜3時間かかり，眠っても3回くらいは中途覚醒があります．起床は出勤のため，午前6時です．最近腰痛がひどくなってきており，夜寝返りをうつと痛みがあります．

こういう人の場合には

- 不安神経症の評価と治療
- OSAS があると思われるため，その評価と治療
- ベッドにいる時間が長く，Process S が弱まっているため，その評価と治療
- 腰痛の評価と治療

が必要です．

全部の要因の治療と評価は当然無理ですが，一部でもアプローチできる部分があります．きっと1つでもよくなれば，この患者の睡眠は改善すると思いますが，1つだけですと治癒することは期待できません．

極論 4　慢性不眠には治癒の可能性と治癒しない理由がある

「慢性不眠は治癒します．」というと，「そんな馬鹿な！」「怪しい一般書のようなこというな！」とお怒りになる方も多いと思います．ごもっともです．でも，ちょっと考えてみてください．慢性不眠の患者はよく

…歳を境に眠れなくなった

といいます．つまり，こういう患者の脳が昔の状況を再現できれば，何もなしで眠れるということを意味しています．

私はよく外来で慢性不眠の患者の話を聞きながら『はじめ人間ギャートルズ』[3]の漫画で描かれたような世界に行けば，「絶対に治癒するだろうなぁ」と考えることがあります．日の出と同時に起きて，日没と同時にベッドタイム，スマホど

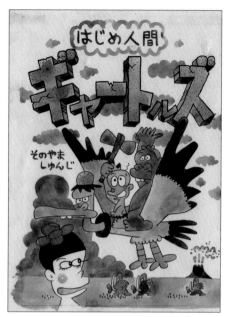

『はじめ人間ギャートルズ』より［© そのやま企画］

ころか電灯もありません．もちろん睡眠薬なんてものは影も形もないのです．現代日本でも断食道場なんてものがあるのですから，睡眠寺，睡眠道場なんてものをつくれば，「きっと面白いだろうなぁ」と思ったりします．確かに荒唐無稽な想像ですが，ここには不眠に関する真理が含まれています．**不眠を前述のようにOSの故障と考えれば，『はじめ人間ギャートルズ』の世界へ行くことは，「コンピュータの初期化」という作業に相当します．**もちろんコンピュータの初期化を軽々しくやってはいけないのと同様に，このような「文明からの隔離」を軽々しくはできません．しかし，他の疾患で「初期化」して，どうにかなるような疾患はあまりないのです．たびたび登場するOSASは，原始の時代に行ってもOSASのままでしょうし，高血圧も高血圧のままです．ですから慢性不眠の治療の大前提として「治癒する」ということを掲げてほしいのです．

それでは，なぜ慢性不眠の治癒が難しく感じられるのでしょうか？　まず若い頃と異なり，身体的，精神的な疾患が生じていることがあります．例えば，痛みを引き起こすような疾患や，うつや不安神経症のような疾患です．これらを放置

しては絶対に不眠はよくなりません．できる限りの治療をします（当然専門でない限り，コンサルトを出すことになります）．これらの疾患の症状がコントロールできない場合は，残念ながら治癒しないこともあります．

そして，治癒が難しいもう1つの理由として「患者には，患者の生活があるから」ということが挙げられます．不眠は「患者の生活」の中で治療されなければ意味がないですし，再発してしまうのです．個人の生活の中で，何かの要素を変化させることは生半可なことではありません．「生活指導」というものをなめてはいけません．患者自らが「なるほど．ここを変えてみよう」と思わない限り，長続きしません．

ここで**認知行動療法**が登場します．英語では Cognitive Behavioral Therapy for insomnia（CBTi）と呼ばれます．認知行動療法にはさまざまあり，うつに対するもの，不安神経症に対するものなどがありますから，混同しないでください．これは初期化のような乱暴な方法をとらずに，故障した OS の原因を解きほぐすように1つひとつアプローチしていく方法です．

医師の皆さん「いやいや，それは心理士がやってくれよ」と逃げないでください．不眠の治療をしてくれる心理士がどこにいますか？ おそらく日本ではまずお目にかからないと思います．当然きちんとしたトレーニングを積んだ心理士が治療に当たってほしいですし，そういった人材を育成するトレーニングプログラムをつくっていくことは必須なのですが，それまでは医師が曲がりなりにも，ある程度はやらざるを得ない状況が続きます．

不眠の認知行動療法を難しく説明しようとすればできるのですが，簡単にいうと「なるほど．ここを変えてみよう」と患者に「気づいてもらって」「実際に行動を変えてもらい」「行動を変えると確かに効果があるなぁ」と思うことで，さらに行動につなげるということです．「なるほど！」と患者が思って，考え方を変えることが「認知療法」の部分ですし，「この行動を変えてみよう！」が「行動療法」にあたります．これらを要因ごとにアプローチしていきます．

そのうちの1つに**睡眠制限療法**があります．これは「眠れないので，少しの時間でもベッドにいて，眠りの時間を増やそう」として，ベッドにいる時間が長すぎ，逆に Process S が弱くなっているような場合に有効です．通常，6時間程度にベッドにいる時間を制限して，「眠気を感じる」ようにさせるのが目的です．

また，**刺激制限療法**もあります．覚醒の刺激となるような行動を減らして，「眠気」を感じさせる療法です．これはわかりやすくて「就寝時間にはテレビやパソコンを見ないで，光の刺激を受けないようにする」だの，「就寝時間前には体温を上げるような運動をしない」だのがあります．この療法はよくウェブサイトに載っており，患者が目にして猜疑的な態度で「どうせ，あれはやれ！　これはするな！っていうやつでしょ？」などといってくることがあります．

肝心なことは，これらの原則を「いかにその患者に当てはめて，本人に実行する気にさせるのか？」がポイントです．また，繰り返すことも肝心で，1回の試みでどうにかなるようなものではありません．「俺様が指導で治してやる」という上から目線の態度は禁物です．「どうやったらよくなるのか，一緒に考えてみましょう」という態度が重要です．そして，まずは sleep wake log を書き込んでもらって，一緒に眺めることから始めます．本当のセッションでは半分を睡眠教育，半分を次の治療計画に当てます．しかし，忙しい日本の外来でどうやったらいいでしょうか？　ちょっとずつやっていくしかありません．アプローチの例を以下にまとめました．参考に試してみてください．

不眠の要因と考えられるアプローチの例

1　概日リズム Process C

例1：宵っ張りの朝寝坊
対策：必ず決まった時間に毎日起床するようにする（"anchoring" と呼ぶ）．朝決まった時間に散歩の習慣をつけて，リズムを前に徐々にずらす

2　恒常性 Process S

例1：ベッドにいる時間が長すぎる
対策：睡眠制限療法でベッドにいる時間を減らし，眠気を増やす（6時間以下にはしない．眠気が増えるので運転しない時期を狙うなどの注意が必要），sleep wake log で睡眠効率（実際に眠ったと思われる時間／ベッドにいた時間）が90％を超えれば，徐々にベッドに入る時間を前

倒ししていく．起床時間は anchoring として動かさない

❸ 睡眠環境

例1：メールを遅くまでチェックしていないと気がすまない

対策：Process C とも関連する．スマホを別の部屋に置く．目覚ましは，目覚まし時計を活用し，スマホを枕元に置かない

例2：寝ようと，めちゃくちゃ努力する（ヨガ，ハーブなどなど）

対策：buffer time といって，就寝前に何かリラックスできることを行うことを勧める．ミソは「何かをさせる」こと．ラジオ，音楽を聴く．Process C とちょっとかち合うが，テレビを見ることでリラックスするならば，それでもよい

例3：カフェインとりまくり

対策：とりあえず「…なし」にしてみるのがよいが，これは患者と相談．「…関係ない！」という抵抗が激しい患者には，後回しにすることもある

❹ 身体疾患

例1：肩や腰の痛みがある

対策：痛み止め，ペインクリニックへコンサルト，姿勢をサポートするクッションを用いる

❺ 精神疾患

例1：不安神経症があり，就寝前にどうにも不安がおさまらない

対策：もちろん精神科へのコンサルトをする．もしくは，「worry time」といって，時間を限ってその時間帯のみ不安を想起するようにする．不安を実際に書きだして，「最悪の場合」と「そうでもない場合」などの結果を書いてみるなどの方法があるが，やはり専門家に任せたい

❻ 薬　剤

例1：ステロイドなどの覚醒を促すような薬剤

対策：処方している医者と相談．近い将来，減薬，中止するならば，それまで睡眠薬でつないでもよい

7 睡眠関連疾患

> **例1**：OSAS があって CPAP［continuous positive airway pressure，持続陽圧呼吸器］を使用している．CPAP のマスクが気になって眠れない

対策：当然 CPAP 圧の調整やマスクの調整は行う．が，それでもダメならば CPAP の脱感作を行う．具体的には CPAP のマスクをつけて日常生活を行ってもらう，1時間必ず毎日起きているときにつけてもらい，徐々に慣らしていく，就寝時間にベッドで1時間から始めて徐々に着用している時間を延ばすなどです．その際に「眠ろうと努力しない！」ことが重要で，何かリラックスすることをして気を紛らわせる．眠ればよし，眠りに落ちなければ，一定の時間着用後は外してよいことにする．

極論 5 　睡眠薬は「一時避難所」

　不眠の章なのに，全然睡眠薬の話が出てこないので，やきもきしていた方も多いかと思います．理由は簡単です．

睡眠薬で慢性不眠は治癒しない

からです．9章でも解説しますが，睡眠薬は「一時避難所」と考えてほしいのです．一時避難所という言葉を使うのは，睡眠薬に対してニュートラルな立場でいてほしいからです．その心は，

睡眠薬は「役に立つ」が「終の住処」ではない

です．昨今は，特に非ベンゾ系の睡眠薬が発売されていて副作用も少ないです．が，本来正常な睡眠に睡眠薬は必要ありません．かといって不眠が治癒していない状態で，睡眠薬をズバッと断薬するのは，家がないのに避難所から強制退去させるようなものですから，患者も抵抗しますし，症状も再発します．要は「本当に正しい睡眠薬の使い方」を知っていればいいのです．

不眠の要因を考えて，明らかに主な要因が一時的に急性のストレスにさらされるような場合，例えば，①重要な仕事が佳境であと1週間経てば楽になる，②子どもの受験がある，③裁判がある，などという場合は，おそらく要因も短期間で解消するだろうし，不眠も治癒するかなと考えます．「時間が経てば勝手に治る」急性（短期間）不眠に短期間睡眠薬を使用するのは患者も助かりますし，医師としても処方しがいがあります．これは「みんながハッピーな睡眠薬の使い方」です．

　ただし，当然のことながら「急性（短期間）不眠」が「慢性不眠」に移行する場合が出てきます．ICSD-3の急性（短期間）不眠と慢性不眠という分類も持続期間の定義の違いだけです．この経過から考えた不眠のモデルが **Spielmanの3Pモデル**です（図3）．「**素因**」があって，「**増悪因子**」「**遷延因子**」があるという考え方です．
　この考え方に図2の要因を当てはめていって，「この要因は増悪因子だから，これを治療すれば，急性に悪くなっているところは何とかなるかな？」「これは遷延因子だからこれは何とかしないと，慢性不眠がどうにもならない」「これは素因なので，これを何とかできれば，再発が防げるかな？」というように考えま

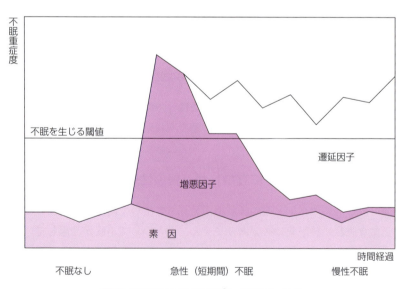

図3　Spielmanの3Pモデル［文献4］より］

す．完全に新しい考え方というよりも，素因，増悪因子，遷延因子を組み合わせて，要因の優先順位づけに利用します．

で，この治癒のプロセスに睡眠薬の出番はありません．しかし，**治癒のプロセスに時間がかかる，うつなどのように不眠を何とかしないと要因が改善しないような場合，「一時避難所で，要因がよくなるまで待機」するために睡眠薬を使用するのは「許容される睡眠薬の使い方」です．**

結局のところ，「これらの要因へのアプローチができない」「できる人材がいない」「方法を知らない」と，いつまでたっても避難所に居続けることになるわけです．睡眠薬の効果がある間に治癒のための治療を始めたいのですが，それは「睡眠薬」でどうにかなるものでなく，「要因」を考えたうえでそれにアプローチしていく治療，すなわち「認知行動療法」が必要になります．

コラム1　不眠に対する科によるイメージの違い

睡眠薬では不眠は治癒しないと【極論5】で書きましたが，精神科の医師には，特に異論があると思います．なぜなら，精神科では睡眠薬で治る不眠を数多く経験するからです．精神疾患の要因が大きい不眠の場合には，避難所として睡眠薬で一時的に睡眠を改善することが原疾患の改善につながり，結果的に不眠の要因が改善されてしまうからです．

しかし，他の科で経験するような精神疾患の要因があまり大きくない場合は，睡眠薬を飲んでも不眠はいつまでたっても改善しません．例えば，ベッドにいる時間を増やしすぎていて，「ベッドにいるのが苦痛」になっているような場合，Process Sとベッドに対する認知に問題があります．これは睡眠薬ではどうにもなりません．睡眠薬で一時的に眠れても同じ行動をしている限り，睡眠薬をやめれば同じ結果になります．で，「睡眠薬って，どれもあまり効果ないなぁ」というイメージができあがります．

また，がんの患者を多く診るような科では，疼痛やがんにともなう随伴症状に加えて，精神症状も加わったりするので，不眠の要因が多くて，治療が難しいイメージができていることでしょう．要因に対しても，どうしても改善が期待できない要因があったりして，「認知行動療法ではどうにもならない」という感想を抱くかもしれません．ただし，要因を分類し，アプローチできるものと，できないものに分けて考えること自体が認知行動療法の一部です．

不眠とひと口にいっても，科によって要因のパターンの特徴が異なります．1つの科の不眠の治療経験だけで，不眠の一般論を述べるのは正しいとはいえません．

不眠で押えなくてはいけないポイント

1. 睡眠のメカニズムを知ることが不眠治療の第一歩
2. 不眠は原因ではなく，複数の要因に分けて考える
3. 慢性不眠のゴールは「治癒」である
4. 慢性不眠において睡眠薬は「一時避難所」であり，認知行動療法だけが治癒させる可能性がある

●文献

1) American Academy of Sleep Medicine：International Classification of Sleep Disorders, 3rd ed, 2014.
2) 米国睡眠医学会著（著），日本睡眠学会診断分類委員会（訳）：睡眠障害国際分類 第2版（診断とコードの手引き），医学書院．2010.[*]
3) 園山俊二：はじめ人間ギャートルズ，小学館．1974.
4) Spielman A, Yang CM, Glovinsky PB：Assessment techniques for insomnia. In: Kryger M, Roth T, Dement WC, editors. Principles and Practiceof Sleep Medicine. Philadelphia: WB Saunders; 2011 . pp. 1631-1645.

---

[*]著者注：ICSD-2 は邦訳が出版されているため原典どおり文献として記載しますが，本文中では混乱を避けるため「睡眠関連疾患国際分類」という言葉で表記を統一しています．

第4部　入院で診る睡眠医学

入院で診ることが多い睡眠の問題を解説しています．

9　入院病棟における睡眠医学
[Sleep medicine for inpatient ward]

極論1　病院でふだんどおり眠れるほうが「異常」
極論2　不眠時処方は「避難所」と思え．哲学がなければ迷走するのみ
極論3　不眠時処方の絶対「ダメ」！
極論4　「不眠を改善」＝「睡眠薬を処方」という発想から脱却せよ

極論1　病院でふだんどおり眠れるほうが「異常」

　この本では睡眠の生理学や生化学，そしてRLSなど耳慣れない疾患や概念の説明にこれまで多くのページを割いてきましたが，実際には多くの医師，特に研修医にとっての病棟の「睡眠医学」は，**「不眠時処方」**を意味することがほとんどであると思います．昨今は電子カルテ，電子オーダリングシステムが導入されている病院が多いので，入院時のオーダーセットのテンプレートにあるチェックマークを入れたり外したりする，その一瞬だけが睡眠医学について考える時間といっても過言ではないでしょう．
　しかし，さらに睡眠医学は，誰も体系的に教えてくれないですし，因果関係が

はっきりしている失敗例をあまり聞くこともないですし，多くの医師がたいして注意を払うこともなく過ぎていきます．ですが，ここで「人生に一度くらい不眠時処方について考えてみてもよいか」と思ってほしいのです．

　とはいいつつも，このトピックには明確なガイドラインは存在しません．きちんと議論したテキストもありません．これは，睡眠医学が主に外来で対処できる疾患から発展してきたことに起因します．というわけで，本章はあくまでも私個人のエキスパートオピニオンとして読んでいただきたいと思います．

　まずは，不眠時処方の目標を考えてみます．

①入院中の不眠を改善することで入院中のADL，満足度を改善する
②不眠を改善することで疾患のアウトカムを改善する

おそらくほとんどの場合，①を理由として不眠時処方がなされているわけです．②については後述します．

　さて，問題は「入院中の不眠」の原因にあります．「不眠」の8章でも述べましたが，不眠を鑑別診断から確定診断へ導こうとして，型にはめようとすると失敗します．不眠は「要因」で考えていかねばなりません．不眠の要因には，

1 睡眠の恒常性
2 概日リズム
3 身体的要因
4 精神的要因
5 薬物

などがあります．そして，これらの要因によって睡眠と覚醒のバランスが覚醒に片寄って「過覚醒」が生じます．大雑把にいうと，**1**は睡眠不足だと眠気が強くなる，**2**は夜になると眠気が強くなるというもので「眠気」の要因です．これが弱まるとあまり「眠気」が出ません．しかし入院中は，**1**や**2**の要因よりも，**3**～**5**の要因による過覚醒が生じます．これは「何か理由があって眠っている場合ではない！」と脳が判断して，前述の**1 2**の要因を無視して脳を覚醒させるわけです．その理由は「枕が変わった」という単なる環境の変化から，入院することへの不安，痛み，苦しみなどの精神的，身体的要因などが挙げられます．

「枕が変わった」などのふだんの睡眠と環境が変わったことに対して睡眠が適応できないケースは，日本における糖尿病教育入院，検査入院，複数日にわたる人間ドックなどが，これに相当すると思います．この場合，睡眠の恒常性も概日リズムも崩れていません．これは，むしろ「環境が変わったので」「用心」して過覚醒のシステムが優位になっているわけです．例えば，ふだん1人で眠っている人が4人部屋で他人と一緒に眠らなければならない，もしくは個人部屋でも，いつ看護師や医師が入ってくるかもしれない状況に「用心」するのは，正常な脳の反応といえます．群れの中で，こういう用心深い人たちがいなければ，人類は夜行性の動物たちに駆逐されてしまっているでしょう．こうした場合，「適応」するのは時間の問題ですので，これは放っておいても解決します．中には医師が聞かないだけで「慣れるまで，ちょっと眠りにくいのは仕方ない」と自分で承知してしまっている「できた」患者もいます．環境以外に睡眠を妨げる要素がないのですから，治療としては「慣れるのを待って」でいいです．しかし，「慣れるのを待つ」には患者への説明が必要になります．それで済む場合もありますし，こういう場合は

哲学を理解したうえで，不眠時処方はしても構わない

というのが私の意見です．

　次にこれが大部分の入院患者に相当すると思いますが，入院するということへの不安に加えて身体的な症状が加わった場合です．「痛い」「苦しい」などの症状がある場合です．このような状況で過覚醒になって眠れなくても，何も驚くことはありません．しかし，残念ながら「慣れるまで待つ」といってもいられません．こういう場合に大切なことはきちんと優先順位を考えることです．
　ここでもやはり第一に考えることは「睡眠薬の処方」ではなく，「原因への対処」であることは明確です．それを放っておいて睡眠薬を処方しても効きませんし，状況を悪化させることもあり得ます．ただし，原因への対処が完全にできないことが多いですから，ここでも

哲学を理解したうえで，不眠時処方はしても構わない

というのが私の意見です．

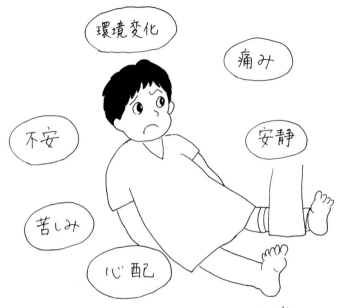

| コラム1 | 同室者や夜勤の看護師さんの情報は絶対に無視しない．
不眠ではない「眠れない」を見逃さない |

　睡眠医学の面白さに1つに，睡眠の情報をもたらしてくれる本人ではない人の存在があります．外来では，ベッドパートナー，配偶者，家族になりますが，入院病棟ですと，それに加えて同室者や夜勤の看護師さんが情報をもたらしてくれることがあります．同室者には聞きづらいですが，看護師さんは夜勤明けに少し聞くだけでたくさん教えてくれます．「いびきがひどくて，呼吸も止まっていました」や「すごく寝相が悪くて，夢を見て暴れていた」や「夜中にぼぅっとして歩き回っている」なんて情報が出てくることがあります．寝る前に入念にストレッチしているような人も，もしかしたら「レストレスレッグズ症候群もしくは下肢静止不能症候群（restless legs syndrome）かも？」と思う必要があるわけです．

　これらの症状は「眠れない」のですが，厳密な意味での不眠ではありません．不眠を考えるうえで複合的な要因の1つとして考えねばならないこともありますが，多くの場合，治療法が確立しているのですから，医師としては大いに張り切らねばなりません．
　まずは，朝の回診のときに夜勤明けの看護師をつかまえて「あの患者さん，夜どうだった？」と聞く習慣をつけるところから始めましょう．

極論2　不眠時処方は「避難所」と思え．哲学がなければ迷走するのみ

　私も睡眠専門医を名乗るのですから，ほかの医師たちとはひと味もふた味も違う対処をしたいという気持ちはもちろんあります．この分野では**リラクゼーション，睡眠環境指導**（スリープヘルスをよく保つ工夫をすることです）などの非薬物療法もいろいろ試されています[1]．ですが，現実問題として病棟にそのような非薬物療法をやってくれる人材はいません．やるなら，自分でやらねばならないため手間も時間もかかりますし，そのようなトレーニングを受けた医師はいないでしょう．このうち睡眠環境指導に関しては「不眠」（8章）で詳しく説明しましたが，これもパンフレットを渡して「はい，勉強しなさい」という性質のものではなく，不眠治療の一環としてなされないとあまり効果はありません．というわけで，入院時不眠の対応として不眠時処方に走るのも，それほど「悪」というわけではないと思います．

　しかし大切なことは「入院時の不眠時処方をどのような原則でとらえておくのか？」ということです．この明確な「原則」がないと，治療方針がブレブレになります．逆にいえば，不眠時処方の原則がはっきりとわかっていれば，やるべきことは自ずと明らかになります．

■ 入院時の処方は「避難所」と考える

　まず，入院中の不眠時処方とは「避難所」のようなものと考えてください．多くの場合，何らかの「嵐」（薬剤の作用，副作用，精神的要因，身体的要因，環境の変化）が原因で眠れなくなります．嵐はいつかやむでしょうが，数日続くかもしれません．ですから「嵐がやむまで不眠時処方で睡眠薬を使ってもいい」ということになります．しかし，避難所として不眠時処方をしてもうまく眠れないことが多々あります．そのときは，安易に次の睡眠薬に変更するのではなく，**sleep wake log** を渡してください（図1）．それで「眠れません」という訴えが，どのような内容なのかがわかります．不眠に対応するときに，すぐに何とかしてあげたいと思う気持ちはわかるのですが，実際には，**そのせっかちな行動こそがドツボにはまる原因です**．「よし腰を落ち着けて考えようかな」「患者さんと一緒

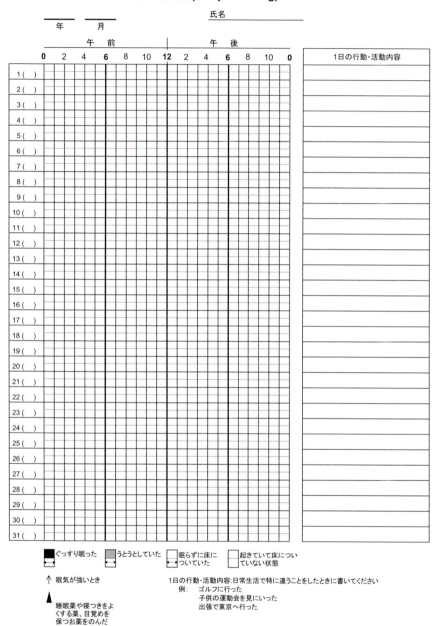

図1 睡眠・覚醒と行動の記録票（sleep wake log）[文献2) より]

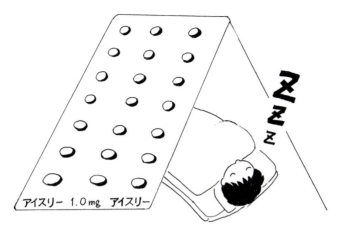

睡眠薬処方は、一時避難所．

に考えよう」というくらいの余裕がないといけません．sleep wake log は患者の期待を「その晩に眠らないといけない」ということから「ちょっと数日様子をみようかな…？」と変容させていくのにも役に立ちます．

嵐がやめば「避難所」を出る

　しかし，嵐がやめば「避難所」から出なくてはなりません．すなわち避難所生活を嵐が終わってからも続けるような話がないように，**不眠時処方は入院が終わると同時に，原則として中止しなければいけません**．加えて，嵐のときに全員避難所に入る必要がないのと同様に，避難所（睡眠薬）が必要のない患者もいます．要求していない人に睡眠薬を処方してはいけません．無理やり避難所に入れるようなものでありがた迷惑です．退院後，睡眠薬がなければふだんの生活リズムに戻り，睡眠状態も回復します．避難所生活は避難所があるから続いてしまうこともあり，避難所がなければ元の生活に戻らざるを得なくなります．多くの場合，脳は適応能力が高いので，多少の問題があっても知らず知らずのうちに，正常の睡眠に戻ります．

■ 入院をきっかけに「慢性不眠」になることも

ただし，人によっては入院をきっかけに慢性不眠になってしまうこともあります．本来慢性不眠かどうかは3ヵ月程度の持続期間があってから診断がつきますので，やはり退院時に不眠時処方を継続することは正当化されません．**入院時の睡眠をもとに自宅での睡眠を推測することはナンセンスです．この判断は外来で行われるべきです．**これが原則なのですが，もちろんひと筋縄ではいかない患者もいます．こうした患者に対しては，1週間分程度の睡眠薬と sleep wake log を渡してください．これは「避難所に帰ってきてもいいですよ」「退院でお払い箱ではありませんよ」というメッセージになります．このことでかなり不安は低減します．

そして「この sleep wake log を自宅に戻ってからもつけてください．睡眠が退院後よくなってしまえばそれでいいですが，不眠が続くようでしたら外来主治医にこの sleep wake log を見せて相談してください」と説明します．そうです．外来主治医に丸投げするのです．

■ もともと慢性不眠の場合，入院時にすでに睡眠薬を服用しているケースも

さらに，もともと慢性不眠があって睡眠薬を服用している場合もあります．そのようなケースでは，入院中の対応方法はちょっと薬物の種類を変えたりして「お茶を濁す」くらいしかできません．というのは，入院中に完璧に不眠をコントロールしたとしても，退院して全く別の環境に戻ってしまえば，意味がないからです．

こういう場合，外来主治医の意向を聞いておくのと，患者の「お話を聞いてあげる」ことが大切です．そして sleep wake log をここでも活用すればいいのです．そうすれば，「この医師が私の不眠の問題に向き合おうとしている」というメッセージが，まず伝わります．さらに，「この問題は長期的に見て，徐々によくしていきましょうね」というメッセージになります．もちろん昼寝を結構している場合は，ちょっとした睡眠環境指導をしてもいいです．

そして急性期病院ですと，そうこうしている間に退院になります．その際「この sleep wake log をつけて，外来主治医に見せてくださいね」と伝えます．**慢性不眠は外来で治療すべき問題であって，入院中に勝負をかけても努力は無駄になります．**

極論3　不眠時処方の絶対「ダメ」！

　入院時の不眠時処方は避難所として使わないといけないといいましたが，それに加えて絶対に避けなければならないことがあります．次の原則だけは絶対に守ってください．睡眠薬は処方しなくても，患者が死亡するようなことはありませんが，患者に間違った睡眠薬を処方すると死亡することがあります．

> **不眠時処方の絶対「ダメ」**
> 1. 呼吸抑制は絶対に避ける
> 2. せん妄を起こしやすい薬剤は避ける

1　呼吸抑制は絶対に避ける

　呼吸抑制を生じるような睡眠薬とは，バルビツール酸や高用量のベンゾジアゼピン類ですが，昨今睡眠薬として処方されることはなくなってきました．**当然ですが，呼吸抑制がくるような薬剤を睡眠薬として処方することは，現在では許されません．現時点では，非ベンゾ系の睡眠薬を処方することになります．**睡眠薬の細かい種類や作用，副作用は「不眠」（8章）を参照してほしいのですが，標準的な睡眠薬を標準的な量を用いている限り，種類によってそれほど効果に差はありません．もちろん副作用が出ることもありますので，注意は常に必要です．特に高齢者は注意が必要です．

　「何を当たり前のことをいっているのだ」という医師も多いかと思います．ですが，医師を長くやっているといろいろなこと経験します．マイケル・ジャクソンは主治医に鎮静剤のプロポフォールを自宅で点滴され，呼吸抑制で死亡しました．そして，と

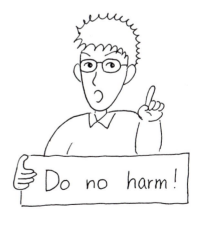

きどき高用量のベンゾジアゼピン類を服用している患者が入院してきます．多くの場合，不眠の訴えを繰り返してしまいがちな不安が強い患者に，あちこちの医師がよってたかってその場限りの睡眠薬投与を年余にわたって繰り返した結果なのですが，減量しようとすると抵抗します．このような場合は，精神科の主治医と話をして，患者の申告する用量と処方されている用量が同じであることを確認しなければいけません．不眠時処方とかいっている場合ではありません．「ベンゾジアゼピン類」を「増やさない」で「維持」し，精神科医にコンサルトします．「Do no harm（無危害）」の原則を守ります．

あと入院時処方で注意が必要なのは，自分の担当患者ではない患者の不眠時の対応です．米国の研修の場ではよくあるのですが，同僚が本来担当している患者を夜間だけ担当することがあります．病棟から「患者が不眠を訴えているので，何か処方してほしい」といって電話があった場合に，「どういう患者で，どのような薬剤を服用しているのか？」を確認しなければなりません．大量のベンゾジアゼピン類を服用している患者に対して，その処方を知らずに，さらにベンゾジアゼピン類を処方するのは，危険極まりないです．このような状況に非ベンゾ系の睡眠薬をちょっと足したくらいでは，プラセボ効果以上の効果は期待できません．これらの長年にわたる慢性不眠をひと晩でどうこうできるわけがありません．

ここでも懐から sleep wake log を取り出して渡しつつ，手間がかかっても患者に非常に難しい状況であることを説明し，翌日精神科の医師と連絡をとって，今後の方針を決めることを伝えます．こうしたときは「本当に助けたいと思っています．しかし，簡単な解決方法がないのです．まずはどういう状況かを知りたいので，この sleep wake log を数日間記入してみてください」と真剣に伝えなければなりません．看護師にも説明が必要になることもあり，なかなか面倒ですが，これを怠るとトラブルを引き起こす可能性が高くなります．

2 せん妄を起こしやすい薬剤は避ける

また，高齢者に対してベンゾジアゼピン類の薬剤を不眠時処方することは，せん妄を引き起こしやすいという理由でも避けなければいけません．せん妄とは，特に高齢者が病棟や集中治療室で意識状態の変容をきたし，見当識が異常になった状態です．

せん妄はいろいろな身体的要因で生じるので，原因検索が絶対に必要なのです

が，睡眠医学に関していうと

高齢者にベンゾジアゼピン類を不眠時処方しない

ことが大切です．

　現在は非ベンゾ系睡眠薬を販売する製薬会社の宣伝のおかげでベンゾジアゼピン類の処方が減り，非ベンゾ系の睡眠薬が多く処方されています．非ベンゾ系睡眠薬もゾルピデムでは副作用として**睡眠時遊行症［sleep walking］**が出現することがありますので，絶対安全というものではありません．しかし，ベンゾジアゼピン類は高用量で呼吸抑制が生じますし，せん妄の危険度が高く，離脱症状としててんかん発作を起こすことがありますから，鎮静剤，抗不安薬と思っておいたほうがよいでしょう．とにかく初めての睡眠薬として，ベンゾジアゼピン類を処方する理由はありません．

極論4　「不眠を改善」＝「睡眠薬を処方」という発想から脱却せよ

　【極論1】で挙げた「不眠を改善することで疾患のアウトカムを改善する」という目標ですが，これは単純なようでなかなか複雑です．

　まず，近年「○○の症状は不眠と関連があった」という論文を目にするようになりました．例えば，糖尿病患者において睡眠の分断や不眠が高血糖と関連があるという論文があります[3]．こういうデータが出ること自体は大変結構なことですが，その解釈は正確にせねばなりません．この論文では，アクチグラフという睡眠時の動きを測定する装置で「睡眠の分断」があるかどうか判断しています．動かなければ眠っている，動けば眠っていないということです．もちろん，動かずに眠っていないこともあると思いますが，「そういう細かいことは，いいっこなし」という装置で，数日間の睡眠観察用として標準的に使います．また，不眠に関してはアンケートを元にしています．「眠りにつくまで，どのくらい時間がかかりますか？」と聞かれて，30分以上かかる日が週3回以上あると答えた人や中途覚醒が週3回以上あると答えた人を「不眠」としているのです．何とも正確性に欠けるパラメータなのですが，なかなか不眠の研究は難しいのです．

睡眠の評価は，**終夜睡眠ポリグラフ検査（PSG）**を行うのがゴールドスタンダードなのですが，不眠の場合（患者が眠ってくれません）や，対象となる人数が増えて行くと，資金の問題もあり難しくなっていきます．また，こういうデータにおける「睡眠の分断」や「不眠」の中には，繰り返し出てきている**閉塞性睡眠時無呼吸症候群［obstructive sleep apnea syndrome；OSAS］**が絶対に含まれています．ですから，純粋に「不眠」の効果を見ているのかどうかは不明ですし，そのことを重々承知している旨が論文には書かれています．

　問題はこういうデータを見たあとの医師や研究者の発想がどうにも納得がいかないことが多いのです．「よし，○○の症状が不眠と関連するなら，不眠を改善させれば，○○の症状がよくなるのではないか？」となります．ここまでは，ふつうの発想です．しかし，その後「睡眠薬を投与する群としない群での比較検討だ！」となるのです．これがどうにもおかしいのです．
　前述の例えでいうならば，避難所生活と快適な自宅での生活を混同しているようなものです．「不眠を改善させる」ことと「睡眠薬を処方する」ことは，絶対に同義ではありません．人間の脳には睡眠薬なしで，正常な睡眠をとれるメカニズムが備わっています．ですから，本来「不眠を改善させる」ことは「生理的な睡眠を取り戻す」ということを意味します．睡眠薬を処方して介入をすることは「睡眠薬の効果を見ている」のであって，「不眠を改善することによる介入ではない」ことを承知しておいてほしいのです．厳密にいえば

「非薬物療法によって睡眠が正常になった群」
「睡眠薬を処方した群」
「何もしない群」

に分けて比較するのが理想です．

　わかります．「そんな手間も暇も金もかかる研究デザインを誰が好き好んでやるのだ？」というのでしょう．「こっちは短期的にアウトカムが見たいのだ」というのでしょう．ならば「睡眠薬を用いた介入が生理的な睡眠の改善でないことはわかっていますが，短期的にアウトカムを見るために手っ取り早く介入する方法として，（仕方なく）こういう睡眠薬を用いたデザインにしました」という言

いわけを聞きたいのです．**睡眠を愛する者として**，生理的な睡眠と睡眠薬を用いた睡眠を分けて考えてほしいのです．例えば，sleep wake log は生理的な睡眠に戻そうする手段の１つなのですが，睡眠薬はそうではありません．「これって，生理的な睡眠なのかなぁ？」と疑問をもちながら議論することで，睡眠薬の正しい使い方が見えてきます．

では，入院中の不眠と疾患のアウトカムの関連性はどうでしょう？　答えとしては「はっきりとしたエビデンスはまだない」としかいえない状況です．エビデンスがはっきりしていたら，こんなにごちゃごちゃした議論をしなくても済むといえますし，ポジティブないい方をすると，皆さんが日常的に経験している入院病棟における睡眠の問題は，睡眠医学において未開の大地なのです．

誤解しないでほしいのは，私は睡眠薬を敵視しているわけではありません．おそらく，不眠の原因治療が難しい，時間がかかるような場合に睡眠薬を用いて避難所を設けることで，血圧や血糖値などの症状が短期的に改善することはあってもおかしくないと思っています．ただし，対象が「急性なのか」「慢性なのか」「入院なのか」「外来なのか」を厳密に考えないといけません．

入院病棟における睡眠医学で押えなくてはいけないポイント

1. 入院中の不眠は過覚醒が主な要因だが，その「原因」を考えることで「方針」が見えてくる
2. 入院中の不眠時処方の睡眠薬はあくまでも「一時避難場所」
3. sleep wake log をここでも活用せよ
4. 入院中に開始した睡眠薬は退院時に中止．あとの判断は外来主治医に丸投げしてよし（逆に丸投げされても怒らない！）
5. 不眠時処方の絶対「ダメな原則」は絶対に守る
6. 「不眠の改善」と「睡眠薬の投与」は同義ではない．「睡眠薬の効果」と「生理的な睡眠」は分けて議論すべし

コラム2　入院してよく眠れる患者たち

　大部分の患者は入院するとふだんよりも眠りにくくなりますが，**入院して「久しぶりによく眠れました」という患者もいます**．私はそういう患者のほうが「何かおかしいのではないか？」と思います．それは日常生活に「睡眠を妨げる要因」があるわけです．それは精神的要因や身体的要因であるかもしれませんし，社会的要因であるかもしれません．

　私が経験した「入院してよく眠れました」といった患者の例を挙げます．

1. 忙しい中年ビジネスマンの患者．一過性全健忘になり同僚に付き添われて来院．平均睡眠時間5時間程度で猛烈に働いていたが，久しぶりに誰にも気兼ねなく病院で眠れた．
2. 心不全で起座呼吸を呈していた患者．利尿薬投与によりベッドをフラットにして眠れた．
3. ニューヨークのマンハッタンの20代のホームレスの患者．ストリートではいつ荷物が盗られるか心配で眠れていなかった．がやがやとうるさいERの一時待機場所で夜を越したがよく眠れたとのこと．その後，彼は再びストリートへ戻っていった．
4. 乳児を必死で世話していたところ持病のてんかん発作が起きてしまい，とうとう実家の親に子どもの世話を頼んで入院した母親．
5. 極度の肥満で下肢の蜂窩織炎で入院した患者．同室者も夜間の看護師も驚くほどのいびきと，あまりのひどい無呼吸にCPAP（continuous positive airway pressure，持続陽圧呼吸器）を導入することになり，「こんなにぐっすり眠れたのは初めて」とのこと．

　身体的要因の場合は医師が何とかしないといけません．精神的要因の場合は精神科コンサルト，社会的要因の場合はソーシャルワーカーの介入が必要になります．睡眠が多分野集学的で社会的な側面をもつ分野であることを十分理解しなければ，対応できないことがわかります．

●文献

1) Tamrat R, Huynh-Le MP, Goyal M：Non-pharmacologic interventions to improve the sleep of hospitalized patients: a systematic review. Journal of general internal medicine.2014;Vol.29:788-95.
2) http://www.ismsj.org/wp-content/uploads/ismsj/5/sleep-wake%20log%20revised.pdf.
3) Knutson KL, Van Cauter E, Zee P, Liu K, Lauderdale DS.：Cross-sectional associations between measures of sleep and markers of glucose metabolism among subjects with and without diabetes: the Coronary Artery Risk Development in Young Adults (CARDIA) Sleep Study. Diabetes care.2011;34:1171-6.

10 集中治療室における睡眠医学
[Sleep medicine in ICU]

> 極論1　「ICUの意識障害」は「覚醒機能不全」と捉える
> 極論2　RASは覚醒に必要だが，局在として十分ではない
> 極論3　「覚醒機能不全」と考えれば「睡眠」も評価すべき
> 極論4　ICUに必要なのは「ブレインモニタリング」である

極論1　「ICUの意識障害」は「覚醒機能不全」と捉える

　まず，「ICU入院になる理由の意識障害」を議論します．すなわち活動が低下し，「ぐったり」としていて，「気道保護するか？（しないか？）」ということが問題になるような症状です．よく「（意識）レベル低下です！」ともいわれます．

　その後で，神経内科モードの私が研修医によく聞く質問として

意識障害の局在診断は？

というものがあります．「えーっ，意識の局在なんて考えたことないです」とウブな研修医が答えようものなら「さて，どうしてやろうか」と私の餌食になります（具体的には「明日までに調べてこい」といいます）．

　読者の皆さんは，ここで簡単に答えをいってしまうと「**脳幹網様体賦活系 [reticular activating system；RAS] と大脳皮質**」になります（図1）．

次に，私がする質問は

意識の要素を2つ述べよ

があります．これもまた禅問答のようですが，答えはちゃんと決まっています．「**覚醒 arousal**」と「**内容 content**」です[1]．じつは，これは最初の質問とリンクしており，覚醒を司っているのがRASであり，内容を司っているのが大脳皮質の**機能**なのです．「内容」といわれるとピンときませんが，主に認知機能（言語，行動，判断，記憶，計算など）のことです．ときおり感情も含めます．

「不眠」の8章でも出てきたことですが，コンピュータで例えると，電源スイッチ，メモリーなどの主要なハードと基本のシステムソフトを含む部分がRASに相当し，そのシステムソフトのうえで走らせるアプリケーションソフトが大脳皮質に入っています．認知機能というと，とっつきにくい人がいるかもしれませんが，

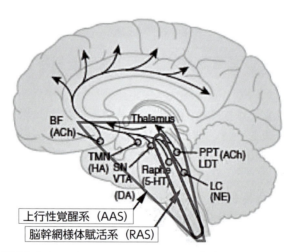

図1　脳幹網様体賦活系（reticular activating system；RAS）（内側の囲み部分，【極論1】参照）と上行性覚醒系（ascending arousal system；AAS）（外側の囲み部分，【極論2】参照），BF（前脳基底部），Ach（アセチルコリン），TMN［結節乳頭体核（視床下部に存在する）］，HA（ヒスタミン），SN［黒質（中脳に存在）］，VTA［腹側被蓋野（中脳に存在）］，DA（ドパミン），Raphe（縫線核），5-HT（5-水酸化トリプトファン；セロトニンのこと），PPT（脚橋被蓋核），LDT（外背側被蓋核），LC（青斑核），NE（ノルアドレナリン），Thalamus（視床）．ここにオレキシン・ハイポクレチン作動性のlateral hypothalamus（視床下部外側野）を含めてAASと考える．AASにはRASよりも広範囲でRASを包含している

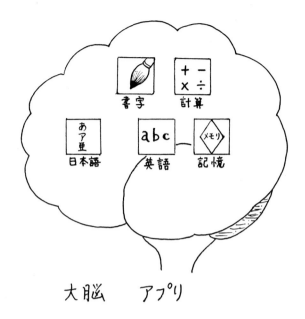

「言語アプリや計算アプリ」だと考えればよいのです．「意識障害」のときは，このアプリとシステムソフトが満遍なくうまく**機能していない**ことが診断の条件になります．

　逆に，どれか1つのアプリだけがうまく機能していない場合は，そのアプリ自身の問題であって，覚醒の問題ではないと考えます．その場合，認知機能に「**失**」という漢字と認知機能の一部の漢字を組み合わせて呼ぶことが多いです．言語が障害されれば「失語」，行動が障害されれば「失行」，計算が障害されれば「失算」という具合です．うまく組み合わせられないときは「障害」をつけます．「記憶障害」などがその例です．

　認知機能が満遍なく機能しない理由として，①「覚醒が機能低下している場合」，②「覚醒は機能しているが，認知機能が満遍なく機能低下している場合」，③「覚醒も認知も機能低下している場合」の3つがあります．そこで意識障害の局在診断の一助としてCT，MRIなどの脳の画像検査や脳波検査をするわけです．そして「RAS」と「大脳皮質」に病変がないかを検査します．外から見える現象は「すべての認知機能がうまく動かない」という現象だけですが，これら3つの検査か

ら「局在診断」のとっかかりをつかむわけです．

　これに対しては，意識の診察と比較するとよくわかります．Glasgow coma scale（表1）にしても，Japan coma scale（3－3－9度方式）（表2）にしても，「呼びかけ」か，「痛みの刺激」を加えて，「反応があるか」を見るわけです．その反応というのは「はい，何でしょう？」「うーん，ここどこ？」といったり，「眼が開く」といった観察に加え，痛み刺激を与えたときに「痛い！　何をするのや（と手ではねのける）」「何もいわないが，手だけが動く」「表情をしかめる」などになります．

　この反応があった時点で多くの場合，覚醒だけでなく，何らかの認知機能（特に言語）を使っています．ですから「覚醒」と「認知機能」を完全に区別しようとするのではなく，比率で考えてほしいのです．例えば，うとうとしているが，たたき起こせば「はあ，何でしょう？　痛みないですよ」と（短いけれども）答えれば，認知機能はまずまず正常ですが，「覚醒機能不全」が問題になっていると考えればいいのです．一方，ちゃんと眼を開けていてこちらを向いて指示には従うのに，話ができないならば，覚醒ではなく認知機能の問題（この場合は「失語」）が疑われます．

　そして，ICUで気管内挿管になるような意識障害は，前者の覚醒機能不全が本体であることが多いのです（これ以降，**覚醒機能不全**という言葉を使います）．

ICUでよくみる意識障害

（気管内挿管の適応があるようなもの，せん妄は除く）

意識の診察

↓

覚醒の問題か認知の問題かを考える

↓

 覚醒機能不全が大部分をしめるもの（原因の治療を考慮する）

 覚醒機能よりも認知機能に局所的に機能不全がある
　　（神経内科コンサルト，画像評価などを考慮すべし）

表1 GCS（Glasgow coma scale, グラスゴー・コーマ・スケール）．頭をケガした人の意識レベルを調べるために，1970年代に英国でできた指数［文献2）より］

GCS		反応	評点
開眼（E） Eye Opening		自発的に開眼する（spontaneous） 呼びかけにより開眼（to speech） 痛み刺激により開眼する（to pain） 全く開眼しない（nil）	4 3 2 1
最良言語反応（V） Best Verbel Response		見当識あり（orientated） 混乱した会話（confused conversation） 混乱した言葉（inappropriate words） 理解不明の音声（incomprehensible sounds） 全くなし（nil）	5 4 3 2 1
最良運動反応（M） Best Motor Resppnse		命令に従う（obeys） 疼痛部へ（localises） 逃避する（withdraws） 異常屈曲（abnormal flexion） 伸展する（extends） 全くなし（nil）	6 5 4 3 2 1

3つの項目のスコアの合計で評価する

表2 JCS［Japan coma scale, 3-3-9度方式］［文献3）より］

3-3-9度方式（JCS）		
Grade I 刺激しないでも 覚醒している	1 2 3	一見，意識清明のようであるが，今ひとつどこかぼんやりしていて，意識清明とはいえない 見当識障害（時・場所・人）がある 名前・生年月日がいえない
Grade II 刺激で覚醒する	10 20 30	普通の呼びかけで容易に開眼する 大声または体をゆさぶることで開眼する 痛み刺激を加えつつ，呼びかけを繰り返すと，かろうじて開眼する
Grade III 刺激しても覚醒しない	100 200 300	痛み刺激を払いのけるような動作をする 痛み刺激で少し手足を動かしたり顔をしかめる 痛み刺激に反応しない

意識レベルを3つのグレード・3つの段階に分類され，カルテには100-I, 20-RIなどと記載
（R）Restlessness（不穏状態）
（I）Icotinence（失禁）
（A）Akinetic mutism（無動性無言），Apallic Statre（失外套症候群）

GCS，JCSのどちらも覚醒と認知の両方を組み合わせて評価しようとしている．覚醒と認知を意識の評価で完全に区別するのが難しいのがわかる．ただし，一般的な認知機能検査と比較して，「認知機能評価の比率が低く，覚醒の比率が高い」のは明らかである．

> **筆者談 1**　ICU はどこにある？

集中治療室（ICU）はどこにありますか？

大体病院の 2 階で，手術室の近くで，放射線科の近くで，でも一般の人の出入りが激しい 1 階ではない…，なんてことを聞いているのではありません．そうです．ICU も地球上にありますね．窓がない ICU もあれば，窓がある ICU もありますが，地球上にあることに変わりはありません．

ということは，ICU も概日リズムからは絶対に逃れられません．逃げよう，無視しようとすると，どうやらあまり身体にはよくないようです．

ICU は窓がないので常に明るく，常にアラームが鳴り響いており，昼夜の区別がつきにくいので，「ICU せん妄」になりやすいと一時期盛んにいわれました．そのため最近は，ICU でも夜間は照明を落として「夜をつくり上げるようにする」ICU が多いようです．これも，私が研修を始めた当時に比べてずいぶん変わりました．こういう変化を見ていると，ICU でのブレインモニタリングも近い将来実現するかも…と楽観的に思ってしまいます．

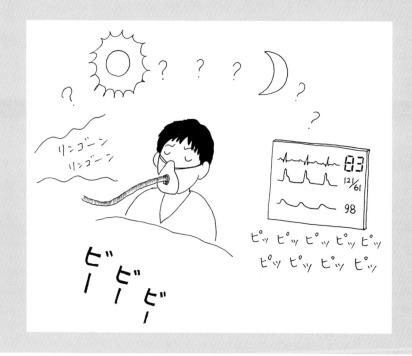

極論 2　RAS は覚醒に必要だが，局在として十分ではない

　神経内科や脳科学で「意識」を学ぶと，前述したように RAS が「意識の局在部位」として出てきます．そして睡眠医学を学ぶと，ちょっと違う「覚醒の中枢」と呼ばれる部位が出てきます．これが初学者たちを大いに混乱させます．私も例外なく混乱して，神経内科で研修医を教えるときは「RAS が意識の局在の 1 つだ」という教え方をしてきましたが，睡眠医学になると突然「覚醒の中枢は…」という教え方になります．どちらが正しいのでしょうか？

　もともと RAS は，1949 年に Moruzzi らが提唱したのが始まりでした．彼らはネコの脳を電気刺激し，脳波の変化を観察しました．そして脳幹網様体を刺激することで覚醒状態になることを報告しました[4]．ここで Moruzzi らはちゃんと「覚醒」だと記載しているのです．当たり前です．ネコの意識の要素である認知機能（＝意識の内容）の評価をしていませんから，ここでいう「Reticular ＝網様体」というのは，脳の解剖上の所見です．「脳幹の網様に見えるところ」なのです．
　厳密にいうと，この「R」があるために RAS は「網様ではない他の部位」を含めることができません．含めようとする研究者もいるようですが，それでは「R」の意味がなくなります．
　これがなぜ問題かといえば，図 1 を見ていただければわかるとおり，その後の研究で覚醒には，脳幹だけでなく，視床下部，視床，前脳基底部が関わっていることがわかっています[5]．そして，当然これらの部位が脳の必要とされる部位と相互に連携して活動している状態が覚醒という状態です．ですから，「RAS ＝覚醒系」というには，「R」が規定する部位が狭すぎるのです．「R」は嘘というわけではないのですが，十分な定義ではないのです．というわけで，**上行性覚醒系 [ascending arousal system；AAS]**（図 1）という呼称のほうが解剖学的に曖昧な記述であるおかげで，名称としては適切です[5]．ですから，今後は「AAS ＝覚醒」としてより広い範囲を覚醒の中枢として捉えてください．そのうえで意識障害が認知の問題なのか，覚醒の問題なのかを考えてみてほしいのです．

　では，逆に覚醒はしていても認知機能が全般的に低下するような状態はありうるのでしょうか？　これが俗にいう「せん妄」と考えられます．特に「過活動型

のせん妄」では過覚醒状態になった状態で認知機能低下が生じていると考えるとわかりやすいと思います[6]．このような過覚醒をともなうような場合に睡眠システムを増強するようなGABA作動系の薬剤を使用すると，覚醒機能が低下する前に認知機能がさらに低下し，症状が悪化することが知られています．どうやら覚醒機能そのものを低下させる薬剤を用いるほうがよさそうなのですが，まだ十分なデータが集まっていません．

極論3 「覚醒機能不全」と考えれば「睡眠」も評価すべき

「意識障害」といわれると，睡眠専門医はおそらく黙っていますが，「覚醒機能不全」といわれれば「何，覚醒だと？　それならわれわれの守備範囲だ」とはりきります．われわれが**覚醒機能不全**という言葉を使ってほしい理由は，覚醒の対極にある「睡眠」を考えてほしいということにあります（図2）．例えば，午前2時にICUで患者が「動かずに話さずに眼を閉じている」とします．それは，異常な「意識障害」＝「覚醒機能不全」のため，「覚醒できない」のかもしれま

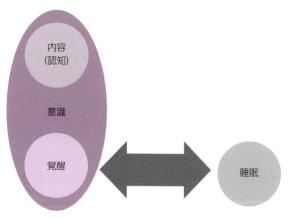

図2　意識の中に「覚醒」と「内容（認知）」が含まれているという考え方．意識の評価には睡眠が含まれない

せんし，正常に「単に眠っているだけ」かもしれません．ICUにおける睡眠は，意識障害の患者において意識のチェックを難しくする厄介な状態なのです．

　では，夜間に覚醒機能を調べるためにICUではどうするでしょうか？　とても単純ですが，「叩き起こして覚醒するか」を調べます．「○○さん，起きてください！」といって，刺激を加え覚醒するかどうかを見るしかありません．覚醒度チェックを4時間ごとにオーダーすると，「4時間ごとに叩き起こしてください」ということを意味します．これは「正常な睡眠ならば，刺激で可逆的に覚醒できるはずだ」という前提に立った診断方法です．ですから，こういうICUにおける診断方法からも「ICUでは"覚醒"を評価している」というほうが正確といえます．

　ただし，「覚醒の評価」は脳の正常状態と異常状態を見分けているわけではないことを認識してほしいのです．「叩き起こして覚醒する状態」＝「正常な睡眠」では全くないからです．

正常の脳の機能とは
「覚醒するべきときに覚醒し，眠るべきときに眠る」

のです．本来「異常な脳の状態」を「正常な脳の状態」から区別して，異常な状態を正常な状態に近づけることが治療目標のはずですが，ICUでは「正常な脳の状態」＝「覚醒できる脳」であって，「睡眠」のアセスメントがすっぽり抜け落ちています．ですから，ICUでは「覚醒」と「睡眠」という脳活動の中の「覚醒」だけを評価しているのだと捉えてほしいのです．「いや，そうはいっても覚醒できるかどうかが問題であって，ICUでは別に眠らせておけばいいじゃないか」という意見もあるかもしれません．しかし，これは睡眠を評価しない理由にはなりません．なぜなら「睡眠中にしか生じない問題」があるからです．例えば，「叩き起こせば覚醒する」のですが，睡眠中に**中枢性睡眠時無呼吸 [central sleep apnea]**が生じているかもしれません．**チェーン・ストークス呼吸[Cheyne-Stokes respiration]**が起きていることもあります．ICUで**閉塞性睡眠時無呼吸症候群 (OSAS)**が見つかることがあっても，別におかしくありませんし，睡眠中にだけてんかん発作が起きているかもしれません．逆に何らかの理由で睡眠が分断されている場合は，覚醒しやすいのですが「異常な睡眠」であるといえます．

難しいのはこれらの睡眠中の問題を見つけることで，予後をどこまで改善できるかのデータがほとんどないことです．すなわち，現在はこれらのデータを蓄積していく段階といえますし，今のICUにおける睡眠のアセスメント（なにせ，現時点は限りなくゼロですから）は，将来必ず変わります．
　そのアセスメントは，誰にとっても簡単ではありません．「意識がない，覚醒機能不全」なのか，「眠っている」のかをただ外から眺めているだけではわからないのです．このことを解決するのは，【極論4】で述べるブレインモニタリングという概念です．

極論4　ICUに必要なのは「ブレインモニタリング」である

　現在，日本でも米国でもICUにおける睡眠をコンサルトできる睡眠専門医は存在しません（よく探せばいるかもしれませんが，少なくとも一般的ではありません）．そしてICUの側からコンサルトをするにしても，「睡眠の問題かどうか…？」を区別してコンサルトすることは難しいですし，「区別できるくらいならコンサルトしない」ということになります．というわけで，本章は明日からの臨床に役立つものではないので大変申しわけないのですが，数年後の臨床に役立つことを書いているつもりです．

　原因のわからない意識障害がある場合，よく神経内科医がコンサルトを受けます．私自身もこういう神経内科コンサルトをよく受けます．このようなとき神経内科モードの私はどうするかというと，胸骨を擦って痛みの刺激を与えながら，大きな声で「○○さん，神経内科の河合です」と失礼なのか丁寧なのかよくわからない診察をします．それで覚醒しない，覚醒してもすぐにまた反応しなくなるのであれば，「覚醒機能不全がある」と判断します（これしか方法がありません）．そしてCT，MRIなどの画像や脳波をオーダーします．それでもよく原因がわからなくて「代謝性脳症」などの診断でお茶を濁さざるを得ないときもあります．そういう場合，ICUにしてみれば除外作業の1つと考えていることもあるので，「ああ，そう（あまり役に立たないコンサルトだな）」となります．

そのような場合，**持続脳波モニタリング**［continuous electro-encephalographic monitoring］ができるとかなり違います．これは読んで字のごとく，持続的に脳波を記録し続けてモニターすることです．この検査は持続的に脳波の変化を追えることから，その他の検査と大きな差があります．多くの場合は「てんかん発作」（特に「非けいれん性てんかん発作」「非けいれん性てんかん重積発作」）を見つけて治療することが目標です．

　神経専門のICUか，一般のICUか，でかなり頻度は違いますが，およそ8～34%の意識障害（覚醒機能不全）の患者で非けいれん性てんかん発作（もしくは重積発作）が生じているといわれていますので[7)8)9)]，ICUの覚醒機能不全の場合は持続脳波モニタリングをすべきであると，米国では推奨しています．特にNeuro ICUという神経内科，脳外科専門のICUでは必須になってきています．私自身もよく「持続脳波モニタリングをしないNeuro ICUは，心電図モニタリングをしないCardiac ICUのようなものだ」といった脅しの文句を用いて普及に努めています．しかしながら米国でも，神経生理専門医や脳波技師を確保できない，ITインフラが整っていないなどの理由から，まだまだ普及していません．

　持続脳波モニタリングの第一の目的はてんかん発作を見つけて，てんかん発作が治療で消失することを確認することです．ですから，私のような神経生理専門医が読影するときも，まず発作がないかどうかを確認してICUのチームに報告します．そこで当然24時間の脳波データを見ていると，発作以外の情報も見えてきます．うまく治療がはまると，脳波が正常な覚醒と睡眠のパターンに戻っていくことも確認できるのです．こういうときにICUに対して「てんかん発作消失し，正常に覚醒して眠っています」とフィードバックできると，「ICUチームが必要とする情報を与えることができた」という気持ちになります．またリアルタイムで持続脳波モニタリングにアクセスできれば，「正常に眠っているだけなのか」「異常な覚醒機能不全なのか」を脳波で判定することができるため，ICUチームが患者を「叩き起こす」必要がありません．

　残念ながら日本の場合，ICUおける24時間持続脳波検査という保険検査項目がありません．普通の脳波検査ですと600点（6,000円）です．これは似て非なるものですが，長期脳波ビデオ同時記録検査で1日900点（9,000円）です．米国では3～5倍の請求になります．ほかの分野でも同じくらいの違いですから，

格別脳波が迫害されているわけではなさそうです．日米では保険のシステムが違いますので単純な比較はできませんが，間違いなく手間や必要な機器，インフラを考えると，日本でも 900 点では赤字です．というわけで，現状では爆発的に日本で持続脳波モニタリングが普及することを期待できません．しかし，少なくとも ICU での持続脳波モニタリングの必要性を認識してほしいのです．

このような状態ですが，私が提案するアセスメントはさらに先に進んだものです．といってもテクノロジーとしては，すでに現時点の技術で十分に可能なのです．何のことはない，脳波だけでなく，呼吸フロー，呼吸努力，心電図などを統合した持続 PSG（終夜睡眠ポリグラフ検査）モニタリングによる「ブレインモニタリング」です．これにより ICU の覚醒機能不全だけなく，睡眠も含めた脳の時間軸全体の評価が可能になります．覚醒だけでもなく，睡眠だけでもないブレインモニタリングが生まれて始めて，ICU の「この患者さんは，なぜ目が覚めないの？」という根源的な質問に答えられるのです．

まあ，わかっています．ないです．ないですよ．地球上のどこの ICU にもそんなものはないです．でも，ブレインモニタリングこそが進むべき道だと信じています．

コラム1　正常な脳の睡眠を診るのが睡眠医学？

これはある意味正しく，ある意味で正しくありません．まず歴史上というか，現在まで睡眠医学は「正常な脳の睡眠とは，何か？」を定義するのに多くの労力と時間を費やしてきましたし，じつはまだその途上でもあります．睡眠ステージ（11章表1参照）の定義も2007年に統一されましたが，「Stage 3, Stage 4をN3に統合するのが果たして正しいのかどうか」は意見が分かれていますし，今後新しい知見が出てきたときに変更される余地はあります．

例えば，閉塞性睡眠時無呼吸症候群（OSAS）では「眠気」「記憶低下」「判断力低下」などの「脳の機能低下」の症状が出ますが，それは「脳が異常である」ことを意味していません．脳はOSASによる「睡眠の分断」や「相対的な睡眠不足」に「正常に反応して機能低下している」という前提に立っています．もちろんこれが正しくない可能性はあります．長期にわたる睡眠の分断や低酸素によって，脳が不可逆的な損傷を負うらしく，認知症のリスクファクターになるのではないかといわれています．しかしながら，こういう例外を抱えつつも「脳波では異常がなく，睡眠ステージがきちんとつけられる」睡眠を対象にしていることに変わりありません．

ICUの患者のように脳波が全般性に徐波化したり，てんかん発作が混じったりするような脳波では睡眠ステージをつけられませんので，「今までの睡眠医学」では対応できないのです．

というわけで，神経生理専門医（私の睡眠医学前のキャリア）が持続脳波モニタリングをしたり，てんかん発作をモニターしているわけです．このICUの持続脳波モニタリングは，米国の大きな施設ではかなり普及してきました．しかしながら，持続脳波モニタリングになってしまうと，興味の対象が「意識」と「てんかん発作」の有無に絞られてしまい，睡眠覚醒リズムには向きません．その気になれば睡眠時間や睡眠の質のモニターもできますし，呼吸のモニターもセンサーをつければ可能なのですが，誰もやっていません．

本文にも書きましたが，「異常を抱えた脳」の睡眠も含めて，**総合的に脳をモニターするブレインモニタリングが必要になる**のではないかと思っています．そのトレーニングには神経生理と睡眠医学の両方をしなければならず，大変なのですが…．

集中治療室における睡眠医学で押えなくてはいけないポイント

1 「意識の局在」と「意識の要素」をまず考える
2 意識における覚醒と認知は不可分なものだが，ICUでは覚醒の比率が高い
3 ICUの意識障害の際は「覚醒」とその対極になる「睡眠」に注意を払う
4 「RAS＝覚醒の中枢」とするには，定義する領域が狭すぎる
5 覚醒と睡眠の評価のため「持続脳波モニタリング」が必要

●文献
1) Posner JB, Plum F：Plum and Posner's diagnosis of stupor and coma. 4th ed. Oxford ; New York: Oxford University Press; 2007. xiv, pp 401.
2) Teasdale G, Jennett B：Assessment of coma and impaired consciousness. A practical scale. Lancet. 1974 Jul 13;2(7872):81-4.
3) 太田富雄，和賀志郎，半田肇，他：急性期意識障害の新しいgradingとその表現法（いわゆる3-3-9度方式）．第3回脳卒中の外科研究会講演集．1975:61-9.
4) Moruzzi G, Magoun HW：Brain stem reticular formation and activation of the EEG. Electroencephalography and clinical neurophysiology. 1949 Nov;1(4):455-73.
5) Fuller PM, Sherman D, Pedersen NP, Saper CB, Lu J.：Reassessment of the structural basis of the ascending arousal system. The Journal of comparative neurology. 2011 Apr 1;519(5):933-56.
6) 立花直子，飯島壽佐美：過覚醒とせん妄の精神生理．脳と精神の医学　第4巻第4号：417-424，1993年10月．
7) Claassen J, Mayer SA, Kowalski RG, Emerson RG, Hirsch LJ.：Detection of electrographic seizures with continuous EEG monitoring in critically ill patients. Neurology. 2004 May 25;62(10):1743-8.
8) Jordan KG: Continuous EEG and evoked potential monitoring in the neuroscience intensive care unit. J Clin Neurophysiol;1993 Oct;10(4):445-75.
9) Towne AR, Waterhouse EJ, Boggs JG, Garnett LK, Brown AJ, Smith JR, Jr., DeLorenzo RJ.：Prevalence of nonconvulsive status epilepticus in comatose patients. Neurology. 2000 Jan 25;54(2):340-5.

第5部 社会で診る睡眠医学

一般社会との関わりが重要な分野を解説しています．

11 医師の睡眠不足
[Insufficient sleep of MDs]

> 極論1　医師は睡眠不足のことを知らない
> 極論2　自覚症状を当てにするな！
> 極論3　医師たるもの，「Libby Zion」事件を全員知るべし
> 極論4　睡眠不足を見つけたらやることは1つだけ

極論1　医師は睡眠不足のことを知らない

　こういってしまうと「いや，知っているよ（怒）」という者と，「確かに知らないな（反省）」という2種類の反応があると思います．しかし厳然たる事実として，睡眠不足のことを医学部で学んだことがないでしょうから，「医学の知識」として睡眠不足のこと知らないという状態がデフォルトのはずです．そのうえで独学で学んだり，睡眠薬を販売する製薬会社がつくったパンフレットを読んだり，インターネットにある情報から皆さんの知識が形成されていると思います．

　かといって「睡眠不足」ほど，身近な話題もありませんから，「睡眠不足のことを知らない」といってしまうのも違和感があると思います．何しろ，医師であれば（特に若手であればあるほど），当直業務などで睡眠不足を日常的に経験しているわけで「知らない」はずがないと思うのも一理あります．

　だたし注意してほしいのは，この「知っている」と思う状態は医師としてではなく，どちらかというと「経験者として」であり，すなわち患者の立場で「知っている」

ことを指します．「確かに知らないなぁ」と思った人は，医師として医学的（科学的な）裏づけのあるデータをもって，患者に説明できるほど睡眠不足を知らないと考えたわけです（そう思った医師は EBM の考え方が染みついているモダンな医師です）．

　当たり前のことですが，「患者の側」であれば，データを示す必要はありません．自分の経験に基づいて意見をいえばいいのです．しかし，医師として意見するのであれば，医学的な根拠が必要です．

　よく「医師ほど厄介な患者はいない」といわれます．自戒も含めていいますが，医師はプライドが高く，素直に「知らない」といえないことが多いのです．その極端な例が医師の労働環境です．医師の労働環境が一向に改善されないのは，各科の人材不足も大きな要因ですが，医師に「睡眠不足」の医学的知識が欠けていていることも，理由の1つです．つまり「自分の経験」に基づいて意見をいってしまう傾向があります．曰く，「ワシの若いときは，連続1週間くらい病院に泊まり込むことも当たり前だった」だの，「当直の次の日に早く帰るなんて甘い」などという意見です．これは上記の原則からいうと，医師の意見ではなく「患者」としての意見であり，いろいろな問題を無視した意見です．まず，

睡眠不足への耐性は，遺伝的要素があり，個人差があります

これは医師として優秀かどうかは関係ありません．

　次ページのグラフを見てもわかるように，睡眠時間，睡眠ステージの構築は年齢によって変わっていくことは考慮しなければなりません（図1）．40代の人が7時間30分程度の睡眠をとれていれば上出来なのですが，10代では足りません．また，**SWS［slow wave sleep］**と表される**徐波睡眠**［Stage 3（N3），深睡眠とも呼ぶ］が，20歳よりも若い世代で多いことがわかります（表1）．

　さらに医師をとりまく情勢は数年前と比較しても格段に厳しくなっていますし，習得すべき手技なども変わっています．上記のコメントを例えば，病院の体制を決定するような立場にいる医師がいっていたとすると，非常に嘆かわしいことです．看護師さんたちがキッチリと交代勤務を実現している横で，睡眠不足で切れ目なく働く医師の劣悪な労働環境，そしてそれを改善することを阻止しようとする力が医師から生じることを見ていると，「医師は睡眠不足のことを知らない」といわれても仕方ありません．

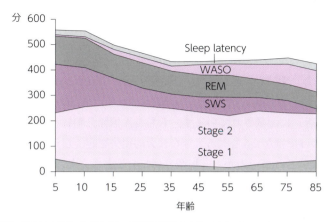

図1 健常者における小児から老年期への睡眠構築の変化[文献1)より].
Stage 1, Stage 2, SWS(徐波睡眠;深睡眠ともいう), REM(レム睡眠), WASO(入眠後の覚醒), Sleep latency(睡眠潜時;入眠するまでの時間)

表1 睡眠ステージ

睡眠段階	国際分類判定基準
Stage W	・α波, 低振幅速波 ・急速眼底運動, 高振幅筋電図
NREM Stage 1 (N1)	・αは50%以下, 低振幅の種々の周波数の波が混在, vertex wave ・遅い眼球運動, 筋緊張やや低下
NREM Stage 2 (N2)	・低振幅不規則θ〜δ波, 高振幅徐波なし ・vertex wave, 紡錘波, K複合
NREM Stage 3	・0.5〜2 Hz, 75μV以上の徐波 20〜50%
NREM Stage 4	・0.5〜2 Hz, 75μV以上の徐波 50%以上
Stage REM	・Stage 1と同様だがvertex waveはない ・急速眼球運動と明らかな筋緊張低下

NREM Stage 3とStage 4をまとめて(N3)としている

極論2　自覚症状を当てにするな！

　睡眠不足は，**睡眠不足症候群 [insufficient sleep syndrome]** として，International Classification of Sleep Disorders 3rd Ed；ICSD-3（睡眠関連疾患国際分類 第3版）に記載されています．もちろん国際分類に記載されているから大事というわけではなく，むしろ大きな社会的損失を起こしうる疾患であり，「医師の介入が期待されているから」掲載されていると考えたほうがよいでしょう．また，睡眠不足にもちゃんと引用すべき医学的データがあるのですから，それに基づいて議論しなくてはいけません．

　睡眠不足の症状としては，眠気，倦怠感，イライラ，注意力低下，やる気の低下，無気力，などがあります．そのほか，抑制，判断力，思考スピードなどの前頭葉機能が低下することも知られています[2]．これらの情報は何ら目新しいものではないのですが，重要なことは「これらが自覚されているのか？」，それとも「他人が見て判断するのか？」というところが問題なのです．例えば，自分はイライラしていると自分で自覚していなくても，「今日は機嫌悪いね．何をイライラしているの？」といわれたことはあると思います．

　身近な話題から考えてみましょう．例えば，研修医の睡眠不足です．医学生から研修医になるといろいろなことが変わりますが，その1つに「睡眠不足で働く」ことが挙げられます．これは，医学生のときには全くなかったことだと思います．確かに医師という職業と当直勤務は切り離せないものですから「当直がある」ことで，「ああ，医師になったなぁ」という実感がわくことも否定できません．また，研修医になると，医学生のときほど睡眠時間がとれません．研修医で医学生のときと同じくらい睡眠時間を確保していると「サボっている」というレッテルを貼られてしまいます．

　というわけで，理想的な睡眠時間を確保できないのが常態になるわけですが，大部分の医師は「（あまり睡眠をとらなくても）結構やれるものだな」と思いつつ研修を続けます．それが，「医師になること」といってしまえばそれまでなのですが，4月に研修医として就職したばかりで，本当にそんなに体質が変わるものでしょうか．おそらく同じ年齢でしょうし，運動不足で体力はちょっと落ちたかもしれません．身体的には何ら変わっていないはずです．

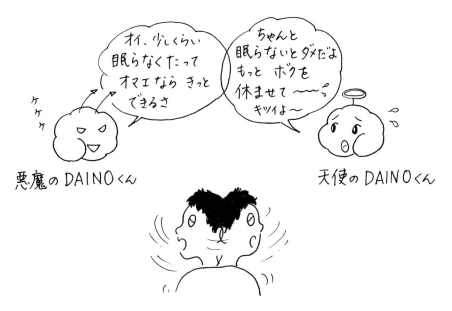

睡眠不足だと自分に"睡眠"が必要だという冷静な判断さえができなくなる

ではなぜここで，睡眠不足でも「結構やれるものだな」という感想を抱くのでしょうか？　ここでは**睡眠不足を理解するうえで，まず「急性の睡眠不足」と「慢性の睡眠不足」**に分けて考えるとわかりやすいです．前述の睡眠不足症候群はどちらかというと，慢性の睡眠不足を意味しています．

図2を見てほしいのですが，グラフAでPVT lapseという注意力低下によるミスの指標があります．この指標はグラフの傾斜の違いこそはあれ，睡眠不足の日数に比例して悪化していくのがわかります．図内の■の印は連続断眠という急性の睡眠不足状態を示しています．そのほかは慢性の睡眠不足状態です．グラフBを見てください．これは眠気の指標（SSS；Stanford Sleepiness Scale）をY軸にプロットしたものです（数値が上がると，眠気が強いことを意味します）．**眠気は完全な断眠の場合，時間に比例して大きくなります**．当直明けの強烈な眠気を想像してもらえればわかると思います．

ただし，慢性の睡眠不足の場合は4日目くらいからプラトー（Plateau）に達して変化しなくなります．すなわち，慢性の睡眠不足では注意力不足によるミス

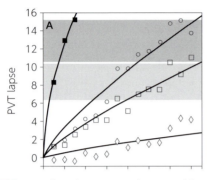
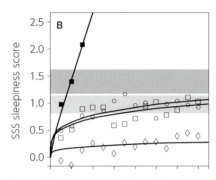

図2 PVT (psychomotor vigilance test) lapse（注意力低下によるミスの指標）とSSS (Stanford Sleepiness Scale，スタンフォード眠気尺度）による眠気指標［文献3）より］．
グラフA：縦軸はミスの数，横軸は日数（1目盛りで2日分）．グラフB：縦軸は自覚的な眠気，横軸は日数（1目盛りで2日分）．■：連続3日間の断眠，○：1日4時間ずつ睡眠をとった場合，□：1日6時間ずつ睡眠をとった場合，◇：1日8時間ずつ睡眠をとった場合

は確実に増えるのですが，眠気はあまり感じないという状況になります．ですから，研修医が慢性の睡眠不足の状態で働くことができるのは「確実にミスは増えるけれども」「眠気をそれほど感じなくなっている」からなのです．

決して4月を境に超人になったわけではありません（残念！）

慢性の睡眠不足では，眠気は注意力の指標として使えないのです．ただただ，注意力が低下していくのです．

もちろん急性の睡眠不足で研修医が「眠気」を訴えたら，それは深刻な状況です．急性の睡眠不足のデータにインパクトをもたせるために飲酒と比較するスタディも行われました[4]．注意や判断力，運転能力の低下は，「当直に匹敵する28時間の断眠でおよそ血中アルコール濃度0.05％に相当する」という結果が発表されています．日本の酒気帯び運転の罰則が0.03％から適用されることを考えると，「いかに当直明けの医師が危険か…」がわかると思います．速やかに勤務を中止にしなければなりません．

研修医の睡眠不足のスパイラル

1. 睡眠不足の常態化（慢性の睡眠不足）
2. 睡眠不足に比例して眠気はプラトーに達する
   （4日目頃から「眠気を感じなくなる」）
3. 睡眠不足に比例して注意力は悪化
4. 当直とは慢性の睡眠不足に急性の睡眠不足が加わること

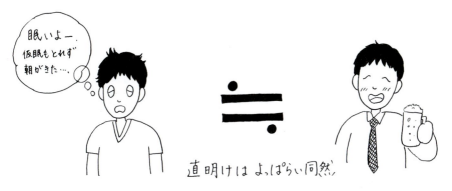

28時間の断眠≒血中アルコール濃度0.05％に相当

極論3　医師たるもの,「Libby Zion」事件を全員知るべし

昨今は,必須問題だの,禁忌肢だの「医師が全員知っておかねばならない」なんて事柄が多すぎて困るのですが,この「Libby Zion」事件は知っておかねばならないことの1つです.それこそ,どの科の医師も知っておかねばなりません.

Libby Zion はある18歳の女性の名前です.彼女の名前が有名になったのは,悲しい理由があります.詳しくは(「Libby Zion 事件」)を参照してもらいたいのですが,米国のある研修医の医療過誤の結果,死亡した患者の事例です.そのときに研修医の過酷な労働環境が一般市民の知るところとなり,米国における研修医の勤務時間制限のきっかけになりました.このことに関してはなかなか難しい問題も含まれており,喧々諤々(けんけんがくがく)の議論を引き起こしました.おそらく直接の原因は,指導医の「監督不足」と未熟な医師の「過剰な労働」によって,十分なケアがなされなかったことが原因と考えられています.

いずれにせよ,この事件をきっかけとして,「米国では週80時間までの労働しか認めない」「最低週1日の休日を与える」などの細かい規則(Bell commission)ができました.

この規則が厳密に適用されるようになってから,研修医の仕事がシフトワークになり,そのことで患者の診療責任を毎朝と毎夕に別の医師に完全に引き継がれることになりました.研修医の長時間連続勤務はこれによって改善したのですが,シフトワークになったことによるプロ意識の低下や情報交換不足による患者への不利益などが指摘されました.また,仕事量が多すぎることや指導医の監督不足という,医療過誤のほかの要素にあまり目が向けられなかった点も問題でした.が,今まで手がつけられなかった長時間勤務という要素は改善したのですから,睡眠医学的にも非常に画期的だったといえます.

「週80時間の勤務時間制限」とは,研修医にとって何を意味するでしょうか? この勤務環境ですと,週1回は当直勤務が可能なのですが,週2回になるとかなり厳しくなってきます.4日ごとなら何とかなるのですが,3日ごとになると規則に抵触してしまいます.一般の労働者の労働基準法による勤務時間制限が週40時間ですので,それでも相当長いと思います.

ここからは私の意見ですが，**週80時間の労働時間制限というのは，やはり最低限守るべきライン**ではないかと思っています．医師という職業はほかの職業とは異なる特殊な環境でありますし，プロ意識を必要とする専門職です．一方，医師が8時間睡眠を必要とする，普通の人間であることも厳然たる事実です．また（特に日本では），**勤務時間の制限は「自己申告」ではなく，「制度として」**行うべきだと思います．さもないと絶対に状況は変わりません．米国で行われた制度変更はかなり過激でしたが，それはコラム1を参照ください．

医師の専門科選択に関しても睡眠不足への耐性は大きな意味をもっています．最近の研修医が「あそこの科はきついからやめておこう」という場合，「眠れないからやめておこう」ということを意味します．現在人気がなくて困っている科の部長は，睡眠時間を確保すれば人気が出るかもしれません．もちろんそのためには，人材確保が必要なので簡単ではないと思いますが，試してみる価値はあるでしょう．

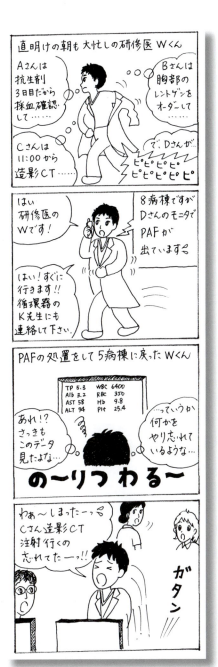

睡眠不足で能率ダウン

第11章　医師の睡眠不足

Libby Zion 事件

　今を遡ること 1984 年 3 月，18 歳の Libby Zion は発熱，悪寒，筋肉痛，関節痛を訴えて，米国ニューヨーク市のコーネル大学の教育病院であるニューヨーク病院の ER を午後 11 時 30 分に受診しました．彼女は数日前に抜歯されたのち，耳の痛みの訴え，麻薬系鎮痛薬と抗生物質を服用していました．その後，自宅で 40℃の発熱があったため，父親に連絡し，家庭医の指示に従って ER を受診することになったという経緯があります．また，数カ月前より精神科から抗精神薬である phenelzine を処方されていました．のちになってベンゾジアゼピン系の抗不安薬，イミプラミンなどを服用していたこともわかりました．

　ER では，2 年目のレジデントの診察を受けました．このときは 39.4℃の高熱を呈して悪寒戦慄を認めましたが，この「ふるえ」をそのレジデントは「心因性」であると判断しました．白血球 18,000/μl に上昇しており，午前 2 時に家庭医とレジデントが相談した結果，入院することになります．入院病棟では，さらに別の 1 年目レジデントと 2 年目のレジデントの診察を受け，ウイルス感染と心因性のせん妄であろうと診断しました．午前 3 時 30 分にせん妄，興奮に対して meperidine が投与されました．その後，彼女はさらに興奮，せん妄状態になったため，1 年目のレジデントは病棟から 2 回コールされました．その際に身体拘束を指示し，ハロペリドールが投与されました．午前 6 時，再度，興奮，せん妄状態になり，42℃まで体温が上昇しました．その際コールされたレジデントは，冷却と冷却用ブランケットを指示します．そして午前 6 時 30 分，入院してから 7 時間 30 分後，彼女は心肺停止になり，蘇生できませんでした．

　解剖では，両側肺炎が直接の死因とされていますが，診察なく meperidine が繰り返し投与されていたことや，明らかに不適切な判断が関与したことは間違いないとされました．その後，彼女の父親は大陪審での審議を訴え，研修医が指導医の適切な監督を受けていなかったことや長時間労働が，大陪審で指摘されました．レジデントにとっては当たり前だった長時間勤務が一般

社会の知るところとなり，大きな衝撃を与えたのです．その結果，Bell commission というレジデントの勤務を監視，改善勧告する組織がつくられました[5]．

コラム1　新しいルールを徹底させる方法　―米国の強烈な方法―

　私が米国でレジデンシーをしていたときに，ちょうどニューヨークで Bell commission が本腰を入れてレジデントの勤務時間制限に乗りだしてきました．その後，この勤務時間制限は全米組織である ACGME（Accreditation Council for Graduate Medical Education）＊を巻き込みました．今でも鮮明に覚えています．最初，レジデントたちは「こんな週80時間なんて無理だよねぇ．だって週に2回当直に入ったら超過してしまうよ」なんてことをいっていました．「どうせレジデントの生活が改善されるなんてことはありえない」という諦観が根底にあったのです．

　ところが，プログラムディレクターなどの指導医たちの様子がおかしいのです．ある日，レジデントたちが講堂に集められて，プログラムディレクターが「今から勤務時間制限を厳密に守る．もしも違反するようなことがあれば，遠慮なく Bell commission に直通電話で報告してほしい」というのです．そしてご丁寧にも密告用の直通電話が書かれたステッカーが配られました．「Bell commission はある一定の数の密告がないと，プログラムが隠蔽していると見なす．だから頼むから密告してくれ」という途方もないことをいいだしました．こんな性悪説に基づいた制度もないと思うのですが，おそらく Bell commission が組織されて，しばらくプログラムの良心に基づいた変更を期待したのちにとった行動と考えられました．

　その後，有名な「大学病院のプログラムの免許が停止」になったり，「勤務時間違反プログラム狩り」のような様相を呈してきました．今ではレジデントの勤務時間制限は当たり前になっています．米国のレジデントの長時間勤務という長い負の歴史が終わった瞬間に自分が居合わせたのも，何かの縁だと思っています．

＊米国の医師卒後臨床研修プログラムを評価・認証する民間の非営利団体

極論 4　睡眠不足を見つけたらやることは 1 つだけ

　睡眠不足のときにやることは，何でしょう．コーヒーを飲む…？　冷水をかぶる…？　洗濯バサミでまぶたをつまむ…？　いやいや，

「睡眠をとる」しかありません

　自分が 8 時間睡眠で 100％の能力を出せる人で（90％以上の人に当てはまります），最近 6 時間しか眠れていない場合は，「睡眠不足」という診断を下してください．そして治療法は明らかです．

やはり「睡眠をとる」しかありません

　あまりにも明らかすぎて改めて述べることが憚られるほどです．医師として，これ以上いえることはないように思えます．しかし，明らかすぎても「簡単ではない」のです．それは「睡眠」が社会生活と切っても切れない関係にあるからです．「なぜ十分な睡眠時間を確保できないのか？」を掘り下げる作業が必要になることがあります．

　例えば，通勤時間が 1 時間半かかるサラリーマンがいて，午後 10 時に帰宅して就寝が深夜 12 時だったとします．ラッシュアワーに巻き込まれたくないので午前 6 時に起きている場合，いったい，どのようなアドバイスができるでしょうか？（こういう場合，電車で仮眠をとる人が多いと思います）これがマイカー通勤だと危険です．まずは図 2 のデータのように注意が散漫になります（そして自覚症状はあてになりません）．

　2013 年の CDC（Centers for Disease Control and Prevention，米国疾病予防管理センター）が発行している『Morbidity and Mortality Weekly Report（死亡疾病週報）』（これは多くの場合，感染症などの注意喚起を目的としているのですが）では，米国における 19 州のデータに基づく居眠り運転に関する報告がありました[6]．なんと 14 万人（！）にアンケートをした結果です．全体で 4.2％に居眠り運転が報告されたのですが，睡眠時間が 6 時間以下（6.7％），いびき（5.6％），

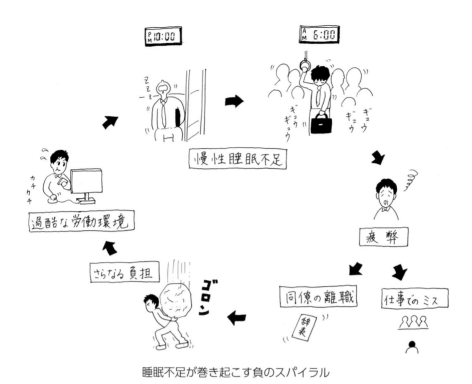

睡眠不足が巻き起こす負のスパイラル

昼間に意図せずに眠りに落ちる（8.6%）人の居眠り運転が多いという結果が出ています．アウトカムとして，居眠り運転，事故を防ぐためと考えれば，皆さんも真剣にならざるを得ないと思います．

さて，睡眠時間を多くとるには，早く帰宅するか，遅く出勤するしかありません．会社によっては絶対出勤していなくてはならないコアタイムを設けて，それ以外はフレキシブルにしている会社も最近増えてきました．これらを医師の診断書で「なんとか勤務調整が可能かどうか…？」を聞かねばなりません．ただし，これで一挙解決するような場合は稀です．帰宅時間を早くする，出勤時間を遅らせるのは「その人の人生を変える」ことで，大変難しいものです．**しかし，逆にいうと，行動が変われば，人生が変わります．行動を変えるのは，その人の考えを変えないと無理です．**

というわけで，ここで認知行動療法のような介入をせねばならなくなります．そのまず一歩は sleep wake log［睡眠・覚醒と行動の記録票］（9章参照）になります．まずは自分の睡眠について考えてもらい，変更の必要性を認識することから始めなくてはなりません．そして，これは忙しい外来で，とりあえず話を切り上げるためにも有効です．
　面白いもので，まじめに sleep wake log をつけて2回目の受診をするような人は，2回目の受診時にすでに認知（考え方）が変わっていることが多いです．

　こうした状況で医師がよくやってしまうのは，恐ろしいデータを列挙して患者を脅す方法です．「あんた，これやらないと死ぬよ」という方法です．これは悪い意味での【極論】で，果たしてこれで睡眠の動機づけができるのかと疑問に思ってしまいます．通常，大人というのは自分で納得しないと行動を変えませんから，データを示して患者に気づいてもらうプロセスがどうしても必要になります．まどろっこしいですが，自分が患者の立場（この場合は簡単ですね）に立って考えてみるとわかりやすいです．

　どうですか？　これだけのデータでも勤務体制を「変えないとなぁ」と思いませんか？　そう思ってもらえたらしめたものです．認知行動療法の「**認知**」の部分は済んでしまいました．あとは「**行動**」を変えるだけです．もちろん，研修医の皆さんが勤務体制を変える権限がないのはわかります．しかし，できることはあります．飲み会への出席を減らす，仕事終了とともに帰宅する，同僚とカバーしあって休息を確保するなどです．そして体制を変更する権限のある医師の皆さんには，ぜひともアクションをとっていただきたいものです．医療過誤が起きてからでは遅いです（あれ，これって，脅してしまっていますね）．
　医師としてのプロ意識は，睡眠不足でも必死で働くことではなく，十分な睡眠をとった脳で良質な医療を提供することに，意識を変更することが必要です．

コラム2　なぜ医師の交代勤務が確立できないのか？

米国で研修して最初に衝撃的なことは**「サインアウト」「サインイン」**という引き継ぎ作業を経験することです．これは日勤時間帯に自分の担当患者の診療をするのですが，夕方4時か5時（もしくはもっと早く！）に，当直担当医の同僚がやってくると，自分の担当する患者のリストを渡して引き継ぎをします．引き継ぎ後は，自分のポケベルや連絡用の携帯が当直者に転送されるので，夜間に呼び出されることは絶対にありません．そして翌朝7～8時に出勤してきて，引き継ぎを受けます．

この患者リストには，簡単なサマリーと注意事項，急変時の対応方法，静脈ラインの有無などが書いてあります．このリストが当直者にとって診療の拠り所になりますし，引き継ぐ側にしても「当然しておかねばならない」処方やら検査が日勤時間帯に行われないと，責任がとれないので真剣作業です．これが行われるには「（教科書に載っている）標準的な治療法を皆が行う」「チームとして方針が決まっており，個人が決めているわけではない」ということが前提にあります．

最近はかなり改善されてきているとは思いますが，日本ではその医師独自の治療や検査が多く，ほかの医師に頼めない状況を医師そのものがつくりだしていることがあります．「あの医師にしかできない」というのは職人気質を尊ぶ日本人が好むフレーズですが，現代の医療では，そのような状況をつくりだすことは自分の首を絞めることになります．**初期研修時に標準的な治療法を学ぶことは，将来の自分の勤務体制を守るためにも必要なのです．**

さて，レジデントの勤務時間を制限するときに「この引き継ぎ作業がキチンとなされない」「診療の継続性が途絶える」などの問題が指摘されました．そのためにいろいろ追加の但し書きがつきました．曰く，「24時間連続勤務した場合は速やかに帰宅しなければならない」，しかし「患者の治療の継続性を保つためには3時間までの勤務時間の延長を認める」と．「何を当たり前のことをいっているんだ？」と思うかもしれません．そう思うのは，「きっとあなたが日本人だから」です．

米国で私は，本当にひどい引き継ぎをする同僚をたくさん見てきました．これは個人レベルの問題ですし，国民性を議論すべきではないのかもしれません．ですが，日本人の同僚で引き継ぎがひどい医師を見たことは一度もありません*．

医師の本当の意味での交代勤務を可能にするためにも「標準的な医療を行う」「チーム医療で治療方針を共有する」ことが絶対に必要です．それが，睡眠不足による医療ミスを減らし，バーンアウトを防ぐのです．

---

*米国での日本人の同僚というのが，かなりセレクションバイアスがかかっていることは否めません．

医師の睡眠不足で押えなくてはいけないポイント

1. 睡眠不足の医学的なデータを知らずに「知っている」と思わない
2. 慢性睡眠不足の怖さは自覚症状の少なさにある
3. 当直明けは軽度酩酊に匹敵する
4. 医師の勤務体制を見直す時期にきている
5. 睡眠不足の治療は睡眠だが,簡単ではない.心して介入せよ

●文献
1) Ohayon M, Carskadon MA, Guilleminault C, et al : Meta-analysis of quantitative sleep parameters from childhood to old age in healthy individuals: developing normative sleep values across the human lifespan. Sleep 2004;27:1255-1273.
2) Durmer JS, Dinges DF: Neurocognitive consequences of sleep deprivation. Seminars in neurology 2005;25:117-29.
3) Van Dongen HP, Maislin G, Mullington JM, Dinges DF: The cumulative cost of additional wakefulness: dose-response effects on neurobehavioral functions and sleep physiology from chronic sleep restriction and total sleep deprivation. Sleep 2003;26:117-26.
4) Arnett JT, Owens J, Crouch M, Stahl J, Carskadon MA: Neurobehavioral performance of residents after heavy night call vs after alcohol ingestion. Jama 2005;294:1025-33.
5) Patel N: Learning lessons: the Libby Zion case revisited. Journal of the American College of Cardiology 2014;64(25):2802-4.
6) Centers for Disease C, Prevention: Drowsy driving-19 states and the District of Columbia, 2009-2010. MMWR. Morbidity and mortality weekly report 2013;61:1033-7.

12 （小児科医以外のための）小児の睡眠医学
[Pediatric sleep medicine for non-pediatricians]

> 極論1　「寝る子は育つ」をよく考えろ
> 極論2　10代に「朝型」を強制するのは犯罪に近く，「睡眠時間の確保」は家庭，社会全体で考える
> 極論3　小児のOSASのメカニズムは成人と一緒だが「症状」が違う
> 極論4　小児のOSASは治療が違う

極論1　「寝る子は育つ」をよく考えろ

　本章はいきなりいいわけから始めます．私はもともと大人の神経内科医です（どちらかといえば，老年科に近いです）．ですから，基本的に小児の診療はしないのですが，睡眠クリニックでは小児の診療をします（自分でいっていてよくわからないです）．そして，ここからは小児科医にとっては非常に当たり前のことを書きます．でも小児科医には当たり前でも，大人ばかり診療している医師にとっては，新鮮な驚きを感じることなので，我慢してお付き合いください．

　さて，小児科医以外の皆さんに質問です．「小児科の診療と大人の診療を分ける特徴は何でしょうか？」それは，**小児が発育，発達する**という（当然の）事実です．大人の診療から小児の診療に移ったときに，一番面食らうのがこれです．

小児の成長曲線のチャートを見ると感動を覚えます．大人で体重が増加していたら「おいおい，どうなっている？　食べ過ぎか？　心不全か？　腎不全か？」となりますが，小児では当たり前です．　そして

睡眠が発育，発達に及ぼす影響は甚大です

　小児の睡眠を語るときはよく「寝る子は育つ」という言葉が引き合いに出されます．この「寝る子は育つ」という言葉をよく考えてみましょう．睡眠医学で厳密に考えると，だいたい次頁の4つほどの意味を包含しています．

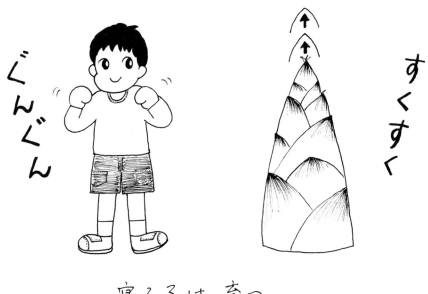

睡眠医学で考える「寝る子は育つ」の理由

1. 成長ホルモンは，徐波睡眠（深睡眠，N3，R&K Stage 3 もしくは4）と呼ばれる睡眠の前半で生じる睡眠ステージで分泌される（図1，図2）
2. 睡眠をとらないと，成長ホルモンの分泌は抑制される（図3）
3. 睡眠関連疾患があって，睡眠の質が低下している子どもは成長が阻害される可能性がある（図4）
4. 年齢によって「十分な睡眠」には違いがある（図5，図6）

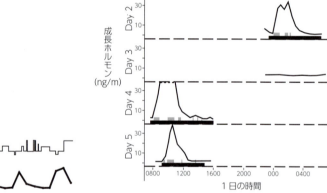

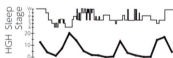

図1 睡眠ステージと成長ホルモンの分泌．**寝入り端に生じる徐波睡眠（深睡眠）のときに成長ホルモンが最も分泌される**［文献1）より］．
HGH（ヒト成長ホルモン），Sleep Stage（睡眠ステージ）

図2 睡眠と成長ホルモン分泌の関係［文献2）より］．Day 1，Day 2は正常の睡眠時間，Day 3は断眠，Day 4，Day 5は昼夜逆転して睡眠をとらせた実験．**人為的に睡眠時間をずらした場合でも，成長ホルモンの分泌は睡眠ステージに依存している**ことが示された．HGH（ヒト成長ホルモン），Awake（覚醒），Sleep（睡眠），SWS（徐波睡眠）

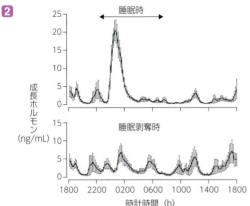
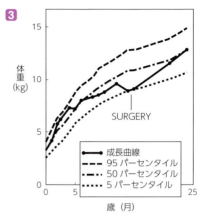

図3 睡眠時（上），睡眠剥奪時（下）の成長ホルモンの分泌［文献3）より］．
断眠することで成長ホルモンの分泌が抑制された

図4 閉塞性睡眠時無呼吸症候群（OSAS）のある小児の成長曲線［文献4）より］．
小児のOSASによる**成長の遅延**（この場合は体重）**が治療**（図におけるsurgery）**によって改善**した成長曲線

　この意味において，非常に重要な睡眠ステージが**徐波睡眠**です．脳波上 0.5～2 Hz の高振幅徐波が出るため，そう呼ばれます．最近の分類では N3，昔の Rechtschaffen & Kales 分類では Stage 3, Stage 4 と呼ばれます．この徐波睡眠の割合が大人に比べて子どもでは多いのです（図5）．成長ホルモン分泌に必要なので子どもに多いのは当然です．しかし，これを「よい睡眠」というのは少し違います．なぜなら困ったこともあるからです．この睡眠ステージは**深睡眠**とも呼ばれるのですが，「深い」というだけあって覚醒に戻りにくいのです．「寝た子を起こすな」という言葉にも通じますが，特に睡眠の前半に多くの徐波睡眠（＝深睡眠）が生じるので，多少の物音ではビクともしません．また，子どもの寝起きが悪いことがありますが，これは徐波睡眠（＝深睡眠）から覚醒させようとすることから生じます．
　睡眠は生理的に朝に近づくにつれて徐波睡眠（＝深睡眠）が減って，**REM睡眠**が増えていきます．REM睡眠から覚醒へはスムーズに移行しやすいのです．ですから深睡眠とは「**成長のため**」には必要な睡眠ですが，「寝覚めのよい」睡眠ではありません．この深睡眠の「寝覚めの悪さ」によって引き起こされる問題が**錯乱性覚醒［confusional arousal］**であり，**睡眠時遊行症［sleep walking］**です．
　これらの状態はまず確定診断をつけることが非常に重要です．**OSAS［閉塞性**

睡眠時無呼吸症候群] や夜間てんかん発作，ナルコレプシーが隠れていることがあるため，睡眠検査を絶対にしなければなりません．もちろん病歴から見当はつきますが，見落とすと治療法が全く変わってくるので注意が必要です．

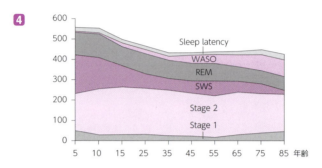

図5 健常者における小児から老年期への睡眠構築の変化［文献5）より］．
WASO（入眠後の覚醒），SWS（徐波睡眠；深睡眠ともいう），sleep latency（睡眠潜時；入眠するまでの時間）．小児でSWS（徐波睡眠）の割合が多いことと睡眠時間が長いことがわかる

コラム1　うちの子の問題はすべて睡眠が原因？

　睡眠は成長，発達に関わってきますし，認知や行動にも関わってくるというデータが出ています．そういうデータを見ていると「何でも睡眠のせい」にしたくなります．特に小児特有のパラソムニア，睡眠不足による多彩な症状は大脳皮質機能が大好きな私にとって，非常に面白い分野です．ところが，ここでちょっと注意しなければならないことがあります．特に保護者はこのような症状で悩み抜いて受診してきますので，簡単に「ああ，これは睡眠のせいです．睡眠を改善したら治りますよ」などというと，親御さんがものすごい勢いですがってくることがあります．その心情はすごくよくわかるのですが，医師としては期待値を上げすぎないように気をつけないと，のちのちトラブルになります．

　睡眠不足やパラソムニアの異常行動には，患者に応じてある一定の法則があります．睡眠不足の場合，ある患者は「ぼーっとする」「だるい」などの活動性が低下した症状を訴えます．かたや「イライラする」「じっとできない」「攻撃的になる」などの抑制がとれた行動をとる患者もいます．パラソムニアもsleep walkingのように「歩く」患者もいれば，sleep talkingのように「しゃべる」患者もいます．どの人の脳にもとりやすい行動の一定の傾向があり，睡眠不足やパラソムニアで，それが顕在化します．睡眠の改善により症状の改善を期待できるでしょうが，**その傾向を完全に変更するのは無理**です．傾向は個性とも受け取れるわけで，そこは保護者，家族に受け入れてもらうしかありません．

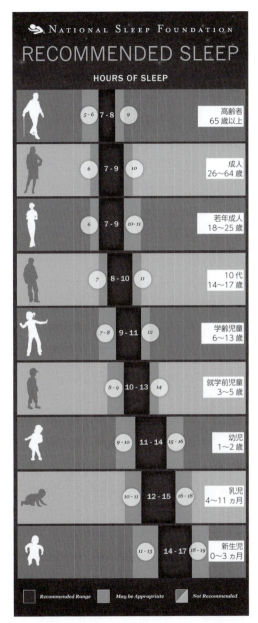

図6 National Sleep Foundation（米国）が推奨する年齢別の睡眠時間［文献6）より］．
■が「推奨である」．■が「推奨できるかもしれない」という抑えめのトーンであるのに比較して，
■が「推奨できない」といい切っているところに注目する

極論2　10代に「朝型」を強制するのは犯罪に近く，「睡眠時間の確保」は家庭，社会全体で考える

　ここでは，ちょっと10代，特に思春期と呼ばれるティーンエイジャー（中学生，高校生）の話をします．自分のことを今から思い返せば，第2次成長が始まって異性が気になりだすし，身長は伸びるし，勉強の量は増えるし，クラブ活動はやりたいし，将来の進路の選択を迫られるし，大変忙しい時期でした．それにともない，よく遅刻する友人もいましたし，授業中居眠りをする学生も増えたことを思い出します．ちょうどうつや自殺が増えだすのも，この時期です．中年の私たちから見れば，若さに溢れ，可能性を秘めているティーンエイジャーたちが，なぜ絶望して自殺なんてする必要があるのか，理解に苦しむのですが，論理的に考えられるならば，誰も自殺をしません．

　しかし事実として，この年代に自殺が急激に増えます．そして，ここにも睡眠が密接に関わっています．実際に睡眠時間と絶望感，自殺念慮，自殺企図との関連が報告されています（図7）．また，全米調査で高校生の半数以上が7時間以下の睡眠時間でした（図8）．その傾向は日本ではさらに顕著であり，高校生の半数以上が6時間以下の睡眠時間でした（図9）．ここまでくると，いったいどこまで彼らが睡眠不足で耐えられるのかの耐久テストのようになってきています．ここで再度 National Sleep Foundation の推奨睡眠時間を見てみましょう（図6）．

ティーンエイジャーは8～10時間の睡眠時間が推奨されています

　「いやいや，それは無理」とはいわないでほしいのです．この推奨は伊達や酔狂でいっているのではありません．上記のような成長，発達，絶望感，自殺の危険性などを考慮したうえで，医学的な根拠に基づいて推奨しているのです．**逆にいえば，8～10時間以外の睡眠時間の場合，成長，発達に問題が生じ，自殺の危険性が高まるのです**．まさに死活問題です．10代後半は，何かと悩むことが多いのですが，それに打ち勝つ力を与えるのは「睡眠」と考えればいいのです．

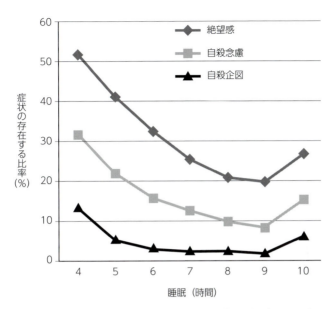

図7 米国の中学生,高校生の睡眠時間と「絶望感」「自殺念慮」「自殺企図」との関連.[文献7]より].
9時間で最低になる*

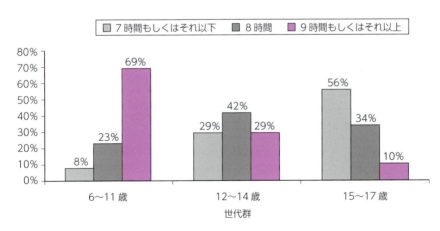

図8 全米調査による年齢別の睡眠時間[文献8より].
15〜17歳の半数以上が7時間以下の睡眠時間と判明した

---

*著者注:10時間以上で各項目が増加するのはおそらく睡眠関連疾患が混ざっていると思われるが,この研究では不明.

第12章 (小児科医以外のための) 小児の睡眠医学

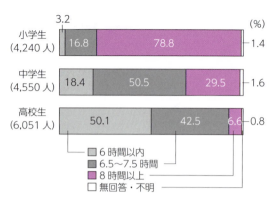

図9 日本の小学生，中学生，高校生の聞き取り調査による睡眠時間［文献9）より］．
高校生の半数以上が6時間以内の睡眠時間である．睡眠時間は起床・就寝時刻により算出

　カウンセリング窓口を設けたりすることも大切ですが，悩みに打ち勝つ力として「睡眠時間の確保」について，家庭と社会全体で真剣に考えないといけません．皆さんも睡眠不足のとき，どうも悪いほう悪いほうに考えてしまうことを経験したことがあると思います．ですからここでまず，大人のわれわれが認知を変える必要があります．本気で8〜10時間の睡眠時間をとらせるように子どもたちの生活環境を整えなければいけません．諦めている場合ではないのです．若い世代の人材をこれ以上減らすわけにはいきません．

　ここで「睡眠時間を長くしろ」というのは簡単ですが，なかなかいうだけでは効果がないため，このような事態になっているわけです．そこで，ある研究で学校の始業時間を午前8時から午前8時30分に遅らせるという介入をしました．そうしたところ，見事に睡眠時間を増やすことに成功しました[10]．その結果を受けて，2014年に全米小児科学会は学校の始業時間を午前8時30分よりも遅くするように勧告しました[11]．日本では幸いにも，始業時間は午前8時30分から午前9時の学校が多いようです．私は個人的には，午前9時でいいと思っています．

　こういうときにときどき睡眠相が前進している高齢の政治家，医者，ビジネスパーソンが「早起きは三文の徳！」といいだして，始業時間を早めようとしますが，これは絶対に認めてはいけません．

さらに始業時間は遅くても，朝学習，朝練習を奨励したりします．始業時間前に登校して，勉強をしたり，クラブの練習をしたりすることです．大部分の10代にとって，これは全然集中力が上がらない時間帯の非効率的な方法ですので，強制すべきではありません．十分な睡眠がとれている生徒だけが家で勝手にやればいいのです．時間が足りないのであれば，居残ればいいのです．彼らはどうせ早寝をしませんので，夕方から頑張らせればよいのです．そして起床する時間から逆算すれば，就寝時間が決まります．朝8時起床ならば，午後11時か午前0時が就寝時間になります．Wi-Fiやインターネットをオフにする，強制的に照明をオフにするなどのルールを各家庭で定めたり，学校，社会を巻き込んで現代の状況に即したルールをつくらないといけません．

ティーンエイジャーの睡眠への介入方法

1. 始業時間を遅らせる（例．30分）
2. 早朝学習，朝練は奨励しない
3. 早朝の学習（練習）時間は「夕方」につくる
4. 8〜10時間睡眠を逆算した就寝時間とする
5. ネットや照明オフなどの家庭内ルールを設ける

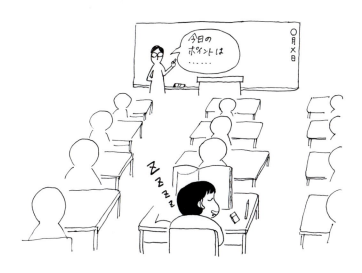

コラム2　小学校の授業中の居眠りは絶対に異常

授業中に居眠りをしたことありますか？ はい，私はあります．小学校では皆無でしたが，高校，大学はひどいものでした．授業中に居眠りをするのはよくないことだと知っていますか？ はい，知っています．

では，なぜ居眠りをするのでしょう？ まず，覚えておいてほしいのは，**基本的に「授業中の居眠りは異常」**であるということです．異常なのですが，こういう子どもを「ナルコレプシーだ」「過眠症だ」と騒ぐ前に，多くの場合は「睡眠不足」であることを認識してください．ただし，居眠りの病態聴取では，ちょっとした注意が必要です．特に10代は前半と後半でわかりやすい変化が生じます．まだ可愛げの残る10代前半では，概日リズムによる就寝時間も早く，眠気が就寝時にかなり強く生じますので，夜更かしができません．簡単にいうと「お子ちゃま」なわけです．そして朝早く起きるのは，それほど難しくありません．

そういう10代前半までの子どもが授業で居眠りをしていたら，それは本当に異常です．睡眠検査を含め，徹底的に調べる必要があります．それが，10代後半になると就寝時間が遅くなり，眠気もそれほど強くなくなって「夜更かし」できるようになります（図10）．この年代になってくると，特に午前中の授業で居眠りをします．これは，どちらかというと「本来眠っているべき時間に授業がある」という感覚です．これは睡眠相の問題もあり，なかなか介入が難しいです．逆に10代後半の子どもが，午後や夕方の授業でも居眠りをした場合は，かなりひどい睡眠不足（もしくは睡眠関連疾患）だと考えたほうがいいです．

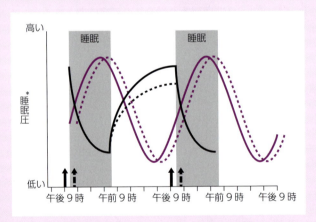

図10　10代前半と後半における概日リズムと恒常性の変化［文献12）より］．
10代後半になって睡眠相が後退すると，同時に入眠時の眠気が弱くなることがわかる．実線紫（10代前半の概日リズム），破線紫（10代後半における生理的な睡眠相後退），実線黒（10代前半の恒常性による眠気の推移），破線黒（10代後半の恒常性による眠気の推移）．

*著者注：眠らせようとする力と考えてください．

極論 3　小児の OSAS のメカニズムは成人と一緒だが「症状」が違う

　小児の OSAS も，基本的にメカニズムは「上気道の狭窄，閉塞」で成人と同じですが，症状の現れ方はかなり変わります．もちろん扁桃肥大，顎形成不全など小児特有の上気道狭窄の原因があるので，特別な注意が必要です．しかし，ここで強調したいのは，小児は睡眠の質や量の低下を「眠いと表現しない」ことが多いのです．小児には，何か面白いそうなことがあれば，眠気が吹き飛ぶほどの強い覚醒機能があります．ですが，その眠気に打ち勝っている覚醒はやはり普通の覚醒とは異なります．

　大人は「ああ，睡眠不足でしんどい，眠い」といってくれます．一方，小児は「何だか，機嫌が悪い」「落ち着きがない（ガサガサしている）」「スタミナがない」「反抗的」という状態になります．そして（米国ですと）車に乗ると（日本ならば，バス，電車で）「すぐに寝てしまう」ことになります．あと，親も「子どもはそんなもの…」と慣れていることもあり，その状態を異常だと認識しないことも多いです．

　小学生くらいまでですと，夜尿症も問題になります．大人の場合は夜間頻尿です．さらに検査では，**PSG〔polysomnography，終夜睡眠ポリグラフ検査〕**をやらねばなりません．成人の OSAS（2 章，3 章）でも述べましたが，小児では酸素飽和度が低下しないことが多いのです．脳波のない簡易検査だと，酸素飽和度に依存しているので偽陰性に出てしまいます．「小児とは大いなる代償機能」ともいわれるとおり，「低呼吸」「無呼吸」に定義される状態になる前に，代償機能を使って呼吸フローの低下を避けるため，呼吸努力だけが上昇して「覚醒してしまう」状態になることがあります．

　呼吸努力は，食道内圧測定，肋間筋の筋電図などで測定できますが，これを測定しないと，検査が陽性にならない場合があります．これを測定するのが大変なので，「AHI のカットオフを 1 か 1.5 に下げてしまえ」ということで対応しています．

　こういういろいろと難しいことが含まれるため，「ちゃんとした睡眠検査をしているラボ」で診療してもらう必要があります．そしてこの分野は，今後大きく診断方法が変わっていきますので，知識をアップデートすることが大切です．ど

うでしょう？　小児科のさらなる専門を考えているあなた！　小児睡眠医学は，「絶対面白い」と思いますよ．

筆者談1　誰も「小児の睡眠は診ません」とはいえない

　私のような一般の小児科を普段診ない医師にとって，小児の診察をするときはおっかなびっくりです．子どもと「（挨拶の）握手をしたほうがいいかなぁ．（大人じゃないし）握手する必要あるのかなぁ（日本なら会釈と挨拶）」「ハイタッチは，ちょっとやめたほうがいいかなぁ（はしゃいでいる大人だと思われたらいやだなぁ）」と迷いながら診療をしています．

　小児科出身の睡眠専門医たちが生き生きと子どもたちと楽しそうに話を始めるのと対照的です．いい年をした彼らが子どもの間で流行しているゲームやテレビのことを知っているのには驚きます．このようにもともと小児科医としてのトレーニングが不足しているうえに，私にとって小児の診察というと，神経内科レジデントのときにローテートで経験したことに基づいています．そのとき小児神経内科医たちが子どもと遊びながら，鋭い観察をもとに診察していくシーンをどうしても想起してしまいます．あの診察方法は，特別なトレーニングを必要とする素晴らしいアートだと畏敬の念をもって見ています．ですから，軽々しく「小児も診ます！」と標榜することにとても抵抗があるのです．

　しかしながら睡眠医学に関わると，小児の睡眠を診療しないわけにはいきません．なぜなら一般の小児科医は睡眠のことを診ませんし（「いや，診る！」という小児科医もいるかもしれませんが），（絶対必要だと思いますが）小児睡眠専門医などというものが一般的にいないので仕方ありません．というわけで，

「睡眠に関わるものすべてを診る」睡眠専門医たるもの．小児だからといって逃げるわけにはいかないのです．

　それだけではありません．「小児科医でも，睡眠専門医でもないから」というのも，小児の睡眠から逃れる理由になりません．一般的に医師にとって，小児の睡眠はかなりの頻度で知り合い（遠い親戚を含む）から質問を受けることが多いトピックです．「あのー，うちの子の寝つきが悪いのだけど，大丈夫かな？」「夜泣きがひどくて」「寝起きがいつも悪い」「いびきをかいてる」「寝相がわるい」などです．

　そのうえ自分の子どもが生まれれば，嫌でもこうした事柄を実体験することになります．そのとき，恐ろしいほど自分が小児の睡眠について知らないことに気づくと思います．病院の枠組みの中では，成人と小児の区分は結構厳密です．しかし，一度病院から離れると，「子どもの睡眠」は親にとって非常に身近な話題です．職業が医師だと聞くと，「うちの子の睡眠がおかしいので，ちょっと相談させてください」と始まります．こういう質問に自分の経験やら，聞きかじったことだけで，「まぁ，睡眠は人それぞれだから」などと，いい加減に答えないでほしいのです．

　といいつつも，「では，どこにいけば，教えてもらえるのか？」という質問に対する明確な答えはありません．現時点では「小児睡眠専門医」がほとんどいませんので，その地方ごとに「小児も診る睡眠専門医に聞いてください」としかいいようがないです．おそろしいまでに人材不足の分野なのです．

極論 4　小児の OSAS は治療が違う

　小児の OSAS は治療もかなり違います．成人の場合は CPAP（持続陽圧呼吸器）と OA（口腔内装置）でしたが，小児の場合は，まずは**扁桃切除術**（同時に**アデノイド切除**もすることが多いです）を考慮します．あと，その他の治療に関しては，今後かなり変わってくると思われますが，矯正歯科による**急速上顎拡大術** [rapid maxillary expansion] は，おそらくスタンダードな治療になっていくと思われます．

　さて，ここでも成人のときと同様の注意が必要になります．「扁桃切除術ミラクル」とでもいうべき扁桃切除術をすると，劇的に症状が改善する場合があります．ですから OSAS の小児に大きな口蓋扁桃があると，睡眠耳鼻科医たちのテンションが上がります．ところが，ここでも成人と同じように OSAS にともなって，ほかの睡眠問題を抱えている場合もあり，扁桃切除術だけでは劇的に改善しないこともあります．特に，以下のような悪循環に陥っている場合もあります．

1　OSAS で睡眠の質が低下
　　↓
2　睡眠時間を延長しようとして朝寝坊になる
　　↓
3　生理的に睡眠相の後退が 10 代後半で生じる
　　↓
4　さらなる宵っ張りの朝寝坊になる
　　↓
5　学校の始業時間に間に合わない，間に合っても午前中は集中できない
　　↓
6　成績が低下する

　この場合 OSAS よりも，学校の成績が低下していることのほうが大きな問題になっています．OSAS の治療はしないといけないのですが，それだけでは解決しない概日リズムや行動の問題が残るわけです．こういう場合は「本人の動機づけ」

や「家族の協力」がどうしても必要です．家族がやる気になっていても，本人に全然やる気のないこともあります．そういうとき，医師にできることは長く付き合っていく覚悟をもつことです．不思議なもので，人生には必ず転機が訪れます．進学，出会いなどをきっかけに突然やる気になったりします．そのような動機が突然上がっている機会を逃さずに「具体的な方法」で，何とかうまく習慣を変えるようにします．多くの場合は睡眠相が後退していますので，sleep wake log で現状を把握し，それを一緒に見て改善点を見つけ，変更する方法をオプション付きで伝えることになります．

筆者談2　子どもの脳と電気製品

人類はテクノロジーの進歩によって恩恵を受けてきています．しかしながら，テクノロジーの進歩によって問題が生じていることも多くあります．小児の睡眠はそのうちの1つです．最近の電子機器にはたいてい精細なディスプレイがついています．昨今よくいわれていますが，そのディスプレイから発する青色の光が概日リズムに及ぼす影響が指摘されています．スマホやタブレットから発する光を夜間に浴びることによって「宵っ張りの朝寝坊」になりやすいことも指摘されています．

これはメラトニンの分泌が青色の光によって抑制されることによるものです．概日リズムが光によってコントロールされていることは 13 章で詳しく述べます．理想はすべての光を発する電子機器を日没と同時に使用できなくすればいいのですが，おそらく多くの家庭ではかなり難しいです．保護者に対して家庭でルールを決めてもらうわけですが，成果をすぐに期待せずに徐々にやっていくしかありません．「スマホは，夜使用しない代わりに，朝の使用を認める」「ゲームは夜ではなく，朝にする」など保護者の認知を変える必要もあります．

ちなみに概日リズムだからといって，小児の概日リズムをメラトニン，もしくはメラトニン作動薬で変えてやろうというのも，本質を見誤っています．概日リズムというのは，「習慣」「習性」と言い換えてもよいもので，薬でどうこうしようとしても，すぐに元に戻ります．「薬を飲む」という習慣ができてしまうだけで，リズムが変わらないことには意味がありません．時差ぼけに対応するのとはわけが違います．「概日リズムのメカニズムを知っている」ことは絶対必要なのですが，「習慣を変えて，概日リズムを変える」ことには，本人，家族の認知，動機づけ，生活環境を考慮しないといけません．相当時間がかかりますし，なかなかうまく行きません．介入方法も工夫が必要です．

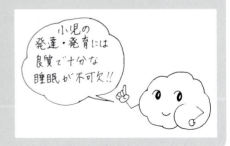

（小児科医以外のための）小児の睡眠医学で押えなくてはいけないポイント

1. 小児の睡眠は発育，発達を常に考えて診療するべし
2. 10代後半に早起きを絶対に強制しない
3. 小児のOSASの症状・治療の特徴を知るべし
4. 小児睡眠の診療は，家族，社会を巻き込んで考える必要がある

●文献

1) Takahashi Y, Kipnis DM, Daughaday WH：Growth hormone secretion during sleep. The Journal of clinical investigation. 1968 Sep;47(9):2079-90.
2) Sassin JF, Parker DC, Mace JW, Gotlin RW, Johnson LC, Rossman LG：Human growth hormone release: relation to slow-wave sleep and sleep-walking cycles. Science. 1969 Aug 1;165(3892):513-5.
3) Brandenberger G, Gronfier C, Chapotot F, Simon C, Piquard F：Effect of sleep deprivation on overall 24 h growth-hormone secretion. Lancet. 2000 Oct 21;356(9239):1408.
4) Williams EF, 3rd, Woo P, Miller R, Kellman RM: The effects of adenotonsillectomy on growth in young children. Otolaryngology head and neck surgery. 1991 Apr;104(4):509-16.
5) Ohayon MM, Carskadon MA, Guilleminault C, Vitiello MV: Meta-analysis of quantitative sleep parameters from childhood to old age in healthy individuals: developing normative sleep values across the human lifespan. Sleep. 2004 Nov 1;27(7):1255-73.
6) https://sleepfoundation.org/how-sleep-works/how-much-sleep-do-we-really-need.
7) Winsler A, Deutsch A, Vorona RD, Payne PA, Szklo-Coxe M:Sleepless in Fairfax: the difference one more hour of sleep can make for teen hopelessness, suicidal ideation, and substance use. Journal of youth and adolescence. 2015 Feb;44(2):362-78.
8) Foundation NS:2014 Sleep in America Poll National Sleep Foundation; 2014.
9) Benesse教育研究開発センター：第1回子ども生活実態基本調査報告書2005（http://berd.benesse.jp/berd/data/dataclip/clip0005/clip0005a.pdf.）．
10) Owens JA, Belon K, Moss P:Impact of delaying school start time on adolescent sleep, mood, and behavior. Archives of pediatrics & adolescent medicine. 2010 Jul;164(7):608-14.
11) Adolescent Sleep Working G, Committee on A, Council on School H:School start times for adolescents. Pediatrics. 2014 Sep;134(3):642-9.
12) Crowley SJ, Tarokh L, Carskadon MA. Sleep during Adolescence. In: Sheldon SH, Ferber R, Kryger MH, Gozal D, editors. Principles and Practice of Pediatric Sleep Medicine, Second Edition. London, New York, Oxford, Philadelphia, St Louis, Sydney, Toronto: Elsevier; 2014.

13 概日リズムと睡眠覚醒リズム障害
[Circadian rhythm & circadian rhythm sleep-wake disorder]

> 極論1　リズムとは繰り返すこと
> 極論2　「時計合わせ」はいつも重要
> 極論3　まずは，概日リズムに介入する原理を知るべし
> 極論4　「概日リズムの治療」は「行動の治療」であり，決して光だけで完結しない

極論1　リズムとは繰り返すこと

　いよいよ最後の章です．ここでは格調高く睡眠全体を1日のリズムの中でどうとらえるかを紹介させてください．ここを理解すればより深く不眠を評価できます．さてまずは，

リズムって何でしょう…？

　音楽の要素でしょうか．ダンスが得意な人はリズム感があり，指揮者なんてリズム感の塊だとか，「太鼓の達人」はリズム感がいい，という使い方をします．一方で「生活のリズムが狂う」だの，「あいつのいやらしいテニスで，リズムを狂わされた」などという使い方もします．リズムとはもともとは「流れ」を意味

するギリシア語 Rhythmos に由来し，プラトンよって「**運動の秩序**」と定義されたそうです［文献1）ブリタニカ国際大百科事典 小項目事典より］．

しかし，プラトンには悪いですが，「運動の秩序」だといわれてもあまりピンときません．別の解説では「強弱，明暗，遅速，アクセントの周期的な反復」といわれています．この「周期的な反復」ならばわかりやすいと思います．すなわちリズムとは「**繰り返す何か**」であり，その何かによって**周期が変わる**もの，と考えればいいのです．というわけで，音楽のリズムとは，音のアクセントが数秒の周期で繰り返されるものといえます．

概日リズムとは何か？

では，**概日リズム**とは，「何が」「どの周期」で繰り返すのでしょうか？ この場合，繰り返すのは人間の行動です．「何時に起きて」「何時に食べて」「何時に働く」「何時に勉強する」「何時に運動をする」「何時にだらだらする」「何時に眠る」ということが繰り返されます．そして周期は当たり前ですが，1日（24時間）です．

すなわち，「1日の周期で，同じ行動を繰り返す」行為が概日リズムです．この「繰り返す」という事実が重要で，突然イレギュラーに生じることは定義上，リズムではありません．概ね（おおむね＝おしなべて）1日のリズムなので，概日リズムと呼んでいます．英語では circadian rhythm といいます．ラテン語の circa（だいたい）と dies（1日）からできているので，英語でも同じ意味です．

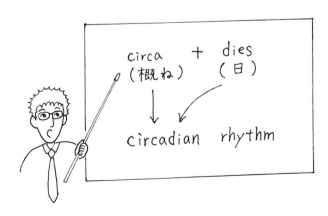

第13章 **概日リズムと睡眠覚醒リズム障害**

さて，意識しているといないに関わらず，人間の体は概日リズムを刻むようにできています．遺伝子レベルでそのようにできています．これは研究によってかなり明らかになっています．この研究分野を**時間生物学** [chronobiology] と呼び，多くの研究者が携わっています．この分野の研究により，時計遺伝子と呼ばれるものの存在が明らかになり，その機構が明らかになり，その機構の光による調整，中枢体内時計と末梢体内時計との関わりなどが明らかになっています．

まず，「中枢体内時計」は，どこにあるでしょうか？ 聞いたことがあるかもしれませんが，**視交叉上核** [suprachiasmatic nucleus；SCN] というところにあります．この小さな神経核が中枢体内時計として働いています（図1）．

よく「体内時計」といいますが，当然のことながら短針長針があるような時計ではありません．この神経核の時計が「どのような時計であるのか？」を知ることが，概日リズムを理解する第一歩になります．その模式図が図2です．簡単にいうと「転写調節因子による転写促進（ポジティブな作業）とその転写翻訳産

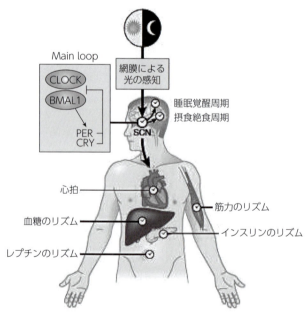

図1 中枢体内時計と末梢体内時計 [文献2) より].
SCN (suprachiasmatic nucleus, 視交叉上核)

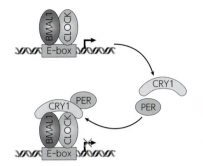

図2 体内時計の根幹をなす転写調節因子（BMAL, CLOCK）による転写促進（ポジティブ）と転写翻訳産物（CRY, PER）のネガティブフィードバックループの模式図［文献3］より］

物によるネガティブフィードバックを使ったループ」です．BMAL, CLOCK という「転写調節因子」と呼ばれるタンパク質が CRY1, PER というタンパク質の転写を促します．そしてこの転写，翻訳された CRY1, PER というタンパク質が BMAL, CLOCK 転写調節因子をネガティブフィードバックで抑制します．すると，次第に CRY1, PER の量が減り，BMAL, CLOCK の抑制がとれて，また CRY1, PER が転写，翻訳されるようになるという一連のサイクルを24時間で繰り返しているのです（図2）．

体内時計のループ

1. BMAL, CLOCK という転写調節因子（タンパク質）が CRY1, PER（タンパク質）の転写を促す
2. この転写，翻訳された CRY1, PER が BMAL, CLOCK 転写調節因子をネガティブフィードバックで抑制する
3. 次第に CRY1, PER の量が減り，BMAL, CLOCK が抑制がとれ，再び CRY1, PER が転写，翻訳される

これこそが概日リズムのメインとなる時計です．そしてこの時計は，この中枢だけではなく，多くの細胞で発現しています．脳もそうですし，末梢臓器にも発現しています．これらを中枢に対して「末梢体内時計」と呼んでいます（図1）．明快で美しいと思いませんか？ 時計遺伝子の研究は面白いですし，ぜひ皆さんも勉強してみてください．ご参考にお勧めの図書も載せておきます[4]．

極論2　「時計合わせ」はいつも重要

いい概日リズムに従って生活するのは，体に優しいです．

> 毎日同じ時間に起床して，同じルートを通って，同じ電車に乗って通勤し，同じ時間にランチを，同じレストランで摂り，同じ時間に終業し，同じメンツと飲みに行くか（直帰し），また同じルートを通って家に帰り，同じ家族と同じダイニングで，同じ時間に夕食を摂り，同じテレビ番組を見て，同じ時間に，同じ順番で入浴し，同じ時間に就寝します．

（「こんな奴，日本にいない！」とお怒りの読者の方，ごもっともです．でも米国では，これが大多数ですから，世界を見渡せば「いない」わけではありません．併せて「筆者談1」もご覧ください）．自律神経も，ホルモンの日内変動もこのパターンに合わせていますので，体はその行動に適した状態にいつもあるので調子がいいわけです．

　ところが，これを野生の状態でやり続けると，どうなるでしょう．「ああ，こいつはここをいつも同じ時間に通るから，待ち伏せして襲って食べてしまえ」と捕食者にばれてしまいます．ですから「危険がありそうだな…？」と思ったら，このリズムから逸脱しないと生存できません．テロの標的になるVIPも「同じことをするな」といわれるそうですが，毎日リズムを変えないといけないのでVIPも大変です．VIPでなくても，現代の人間は学校やら社会を形成しているので，自分の快適なリズムからズレていても「やらねばならない」ことが多くあります．

　例えば，終業の時間であっても「やらないといけない」仕事がある場合は「快適なリズムから逸脱しても」残業してやり遂げないと評価されませんし，失職するかもしれません．たまの残業くらいの逸脱ならば，すぐにリズムを元に戻すことは簡単ですが，現代には当直，夜勤のあるシフトワークや時差を飛び越えて移動することも多くあり，自分のリズムを守れないことがとても多くあります．

Hackせよ！ 「時計合わせ」のミソ

図3はCzeislerらが行った実験の1つで，人工的に時間の情報を完全に遮断したときの睡眠と覚醒のリズムを模式図にしたものです．この実験でわかるように人間は時間の情報を遮断されると，少しずつタイミングが後ろにずれていきます．このCzeislerらの実験では，ヒトの概日リズムの周期は平均24.18時間であることも示されました．まずまず正確といえなくもないですが，きっちり24時間ではありませんので，毎日少しずつ「ズレ」が生じることもまた明らかです．

そこで重要になってくるのが「時計合わせ」の作業です．アクション映画などでは，敵のアジトに突入する部隊の面々が突入前に「全員の時計を合わせる作業」をします．これを軍隊のスラングで「Hack（ハック）」というそうです．リーダーが緊張している部下の面々を見回し，「時計を合わせるぞ．3，2，1，ハック」と時計を合わせます．掛け声は軍隊によって多少違うらしいです．作戦の時間が秒単位で決められているため，1人の時計がズレていたらその時点で失敗してしまうので大切な作業です．「おお，かっこいい」と思いますし，「ああ，そういうときは針時計じゃなく，防水のデジタル時計なのだな」とか「ぱっとよく合わせられるものだな．デジタル時計の時間合わせモードにするのは，結構面倒なのに…」とか思ってしまいます．

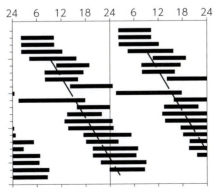

図3 時間の情報を遮断したときの睡眠覚醒のリズム［文献5）より］．
黒線が睡眠の時間であり，徐々にタイミングが後退していくことがわかる

第13章 概日リズムと睡眠覚醒リズム障害

これに似た「時計合わせ」の作業が，人間の概日リズムにも必要です．時間生物学では，この「時計合わせ」のことをハックではなく，**entrainment（同調）**といいますが，この「時計合わせ」をどうやるのか？　というところが，概日リズムのミソなのです．

　概日リズムの「時計合わせ」の目標は，

外界の時間と
体内時計を一致させる

ことです．まず外界の時間の一番重要な情報は太陽の光です．まずリーダーのSCNが外部からの光の情報を受けて，外の時間との「時計合わせ」をします．そしてリーダーのSCNが体内に散らばっている部下の末梢体内時計に「時計合わせするぞ，3，2，1，ハック」といって「時計合わせ」をします．「いっている」というのですが，SCNは言葉を話さない神経核なので，別の方法をとります．SCNは神経回路とホルモン（メラトニンやコルチゾールなど）を通じて「時計合わせ」をやります．

コラム1　時間生物学という分野

　睡眠医学では，概日リズムは1つの要素という扱いをしているのですが，このリズムを中心に扱っている分野が「時間生物学」という学問です．ヒトのみならず，植物，動物の生体リズムも研究し発展してきました．時間生物学の歴史は本間研一先生の総説に詳しく解説されていますので，ぜひ読んでみてほしいと思います[6)7)]．

　例えば，睡眠医学で当たり前のように述べている**視交叉上核とメラトニンの発見**も，時間生物学の業績の1つです．また，前述のCzeislerが行った**ヒトのフリーランリズムの実験**は，じつはドイツのJürgen Aschoff（1913〜98）が1962年に報告しています．さらに，Franz Halberg（1919〜2013）が**概日リズム（circadian rhythm）**という言葉を命名し，Colin S.Pittendrigh（1919〜1996）が**生物時計の光同調（entrainment）**を明らかにしたりと，知らず知らずのうちにこの分野の成果を享受しています．

　睡眠医学，時間生物学と分野や学会の名前が違っても，真理を追求し人類に寄与する目的のもと，「先人からの業績を受け継ぎ，次世代につなげていく」の流れに，自分も少しは貢献したいものだと思っています．

時計合わせがうまくいかず，体内時計が外界の時計とズレるとおかしなことになります．「時差ぼけ」が一番いい例です．例えば，私の住んでいる米国西海岸から日本に旅行すると，だいたい 15～16 時間程度の時差がありますので，昼夜が逆転します．すると日本時間の朝食のときに，やたらとお腹が減っているのです．朝一番から「さあ，食うぞ！ 肉もってこい！」というお腹の減り方です．食欲はレプチンで抑制され，グレリンで増進されるのですが，これも概日リズムに合わせて増減するので，その影響です．脳では「朝だから，まあコーヒーとパンとフルーツくらいでいいや…」と思っているのですが，内臓は「肉くれ，肉」と叫んでいます．このおかしな感覚はいずれ時差ぼけが消失するとともになくなりますが，「ああ，中枢体内時計と末梢体内時計が合っていないなぁ」と実感できる瞬間です．

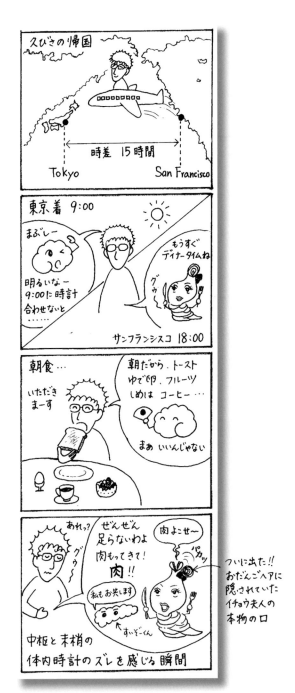

極論3　まずは，概日リズムに介入する原理を知るべし

　この「時計合わせ」が何も考えずにうまくいっていればいいのですが，この時計合わせの上手さには個人差がありますし，人によっては要求されるリズムにどうしても合わせられない人もいます．さらにシフトワークや時差など，誰にとっても調整が難しい状況もあります．「眠りたいときに，眠れない」「覚醒したいときに，覚醒できない，集中できない」という困った状況になると**睡眠覚醒リズム障害 [circadian rhythm sleep-wake disorder]** という診断になります．睡眠関連疾患国際分類（第3版）に載っている種類を表1に挙げておきます．少しずつ名称が変わっているので注意してください．

　一般には，概日リズム睡眠障害と呼ぶことが多いのですが，当然睡眠だけでなく，覚醒の問題でもあるので「睡眠覚醒」と呼んだほうが正確で，この本では「睡眠障害」は不眠と混乱するので使いませんから，「リズム障害」という言葉を使っています．

◻ CBTN と DLMO を考えて介入する

　さて，ズレた概日リズムに人為的に介入して，望む概日リズムに体内時計の「時計合わせ」をする方法には，光とメラトニンを使う方法が一般的です．光は太陽光を用いる場合が多い（何しろ強力です）のですが，曇りがちな季節や地方では

表1　睡眠覚醒リズム障害

- 睡眠覚醒相後退障害 delayed sleep-wake phase disorder
- 睡眠覚醒相前進障害 advanced sleep-wake phase disorder
- 不規則睡眠覚醒相障害 irregular sleep-wake phase disorder
- 非24時間睡眠覚醒相障害 non-24-hour sleep-wake phase disorder
- 交代勤務による睡眠覚醒リズム障害 shift work disorder
- 時差による睡眠覚醒リズム障害 jet lag disorder
- その他の睡眠覚醒リズム障害 circadian sleep-wake phase disorder not otherwise specified（nos）

［文献8）American Academy of Sleep Medicine：International Classification of Sleep Disorders, 3rd ed, 2014 より］（米国睡眠医学会：ICSD 第3版を著者訳）

ライトボックスという人工的な光を用いる場合もあります．

また米国では，メラトニンが処方箋なしで薬局やスーパーで買えますのでよく使いますが，日本では手に入りにくいと思います．ただし，参考までにメラトニンの使い方も述べます．以下は頭の体操として読んでください．1回で理解できなくてもドンマイです．学会で何回もレビューコースを取っている私でもわからないことが多いです．ここではとりあえず原則だけ，理解してもらえればいいです．

図4を見てもらうとわかりますが，概日リズムは同じ行動を「繰り返し」，そ

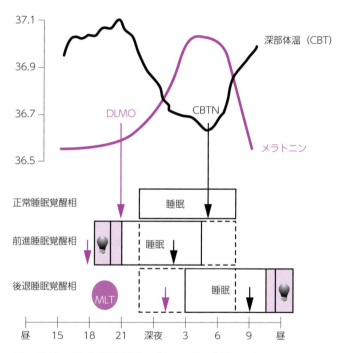

図4 CBTNとDLMOに基づく睡眠覚醒リズムへの介入方法の原理［文献9）より改変］．
上図：正常睡眠覚醒相の深部体温とメラトニン分泌の日内変動．下図：正常睡眠覚醒相，前進睡眠覚醒相，後退睡眠覚醒相のときの睡眠時間とCBTN（最低深部体温），DLMO（薄明下メラトニン分泌開始時間），光を浴びるタイミング（💡），メラトニン摂取のタイミング（●）を示している．MLT（メラトニン）．黒矢印はDLMO，紫矢印はCBTNを示している．CBTNは自然な起床時間の通常2〜3時間前で，DLMOは就寝時間の2〜3時間前（もしくは起床後13〜14時間後）．前進睡眠覚醒相の場合は午前4時に起床するため，CBTNは午前1〜2時になり，後退睡眠覚醒相のように午前11時に起床する場合は，CBTNは午前8〜9時になる．DLMOは就寝時間の2〜3時間前（もしくは起床後13〜14時間後）となり，後退睡眠覚醒相のように就寝時間が午前3時の場合は，DLMOは深夜0時〜午前1時になる

して「流れて」行いますので，どこかで基準点をつくらないと前進も後退もできません．というわけで，**最低深部体温 [core body temperature nadir；CBTN]**（図4の黒矢印）と**薄明下メラトニン分泌開始時間 [dim light melatonin onset；DLMO]**（図4の紫矢印）というメラトニンの分泌が開始される時点が基準点になります．

ここで「ん？ CBTNとDLMOは，いったい何時なのだ？」と思った方はえらいです．そうです，ここを理解しないと，どうにもなりません．

■ 高齢者（前進睡眠覚醒相）と高校生（後退睡眠覚醒相）

まずCBTNは自然な起床時間の通常2～3時間前といわれています．そしてDLMOは就寝時間の2～3時間前（もしくは起床後13～14時間後）です．ですから，図4の**正常睡眠覚醒相**のように，午前8時起床ならCBTNは午前5～6時になります．図4の**前進睡眠覚醒相**の場合は午前4時に起床するので，CBTNは午前1～2時になり，**後退睡眠覚醒相**のように午前11時に起床するなら，CBTNは午前8～9時になります．

ちなみに前進睡眠覚醒相というのは，早寝早起きが得意だが，夜更かしができないので，「夜のパーティーに呼ばれて楽しみたいと思っているのに，途中で眠くなって家に帰らなければならなくなるおじいさんやおばあさん」であり，後退睡眠覚醒相というのは，「夏休みに夜遊びをして朝方に帰宅し，午前中に眠って遅起きしていて，新学期になったらきちんとした時間帯に眠れなくなってしまった高校生」などをイメージしてください．

光を浴びるタイミングは，CBTNの前に浴びると睡眠覚醒相が「後退」し，後に浴びると「前進」します．ですから前進睡眠覚醒相の場合は就寝時間の午後8時付近に光を浴びると覚醒相が後退し，後退睡眠覚醒相の場合は起床時の午前11時周辺に光を浴びると前進します．光を浴びる長さは2時間くらいといわれています（長いですね）．

■ メラトニンは摂取時間が大事

次にメラトニンの使い方です．これは米国では薬ではなく，ビタミン剤と同じ扱いで売られているので用量があまりあてにならないなどのいろいろな問題があ

りますが概ね 0.5 mg 程度の少量を用いることが多いです．前述したように DLMO は就寝時間の 2〜3 時間前（もしくは起床後 13〜14 時間後）ですので，図 4 の後退睡眠覚醒相のように就寝時間が午前 3 時の場合は，DLMO は深夜 0 時か午前 1 時です．

メラトニンは DLMO の 5〜6 時間前に投与すると，睡眠覚醒相を前進させることができます．ですから後退睡眠覚醒相の場合は DLMO の 5〜6 時間前の午後 7〜8 時にメラトニンを摂取します．この際 0.5 mg であれば，特に睡眠薬としての作用は強くないので覚醒は保てます．

シフトワークと時差ぼけも，この原理を基本にして考えます．が，ちょっと複雑なので，ここでは割愛します．時差ぼけに関しては Jet lag calculator でウェブサーチするといろいろ出てきます．計算が面倒臭いのでよく利用します．

筆者談 1　便利さを追求せず，概日リズムに従う生活へ回帰する

皆さんは「太陽光で概日リズムの時計合わせをしている」といわれて，どう思いますか？「ふうん，そうなの？」「あまり実感ないなぁ」という人が多いかと思います．

では，野生生物の場合は，どうでしょう．彼らが太陽光によって行動を決定していることは同意してもらえると思います．昼行性生物なら昼間に行動しますし，夜行性生物なら夜間に行動します．そして，もともと人間も野生生物と同じように太陽光に従い，概日リズムを調整して生活する生物でしたから，その基本的なメカニズムは同じです．

ところが人間は，電灯を生み出しました．さらに最近は，スマホやらタブレットに高精細なスクリーンが採用され常に強力な光を浴びています．そして都会では 24 時間営業の店が多くあり，いつでも食事ができますし，買い物もできます．その 24 時間営業の店があるということは，利用者と店員の両方が概日リズムに反して活動をしているということです．つまりテクノロジーとサービス向上を目指した現代は，生理的な太陽の光に従った概日リズムを保つのが大変難しくなっています．

特に，日本では医療従事者も含め，概日リズムから逸脱したような残業が常態化しており，「逸脱した行為が繰り返される非生理的な概日リズム」で行動している人が非常に多くなっています．午後 5 時の終業時間を自虐的に笑いつつ，毎日残業をして午後 8 時頃に退社し，毎日同僚と夕食を外食で摂って，午後 10 時過ぎに帰宅すると，同じように家族は全員眠っており，同じように寝顔を眺めたあと，同じように入浴し，同じようにビールを 1 缶飲みつつ，同じように午後 11 時からのニュースを見てから，同じようにもぞもぞと音を立てないように寝室に行って就寝するというのが，多くの日本人のビジネスパーソンの概日リズムだと思います．当然ながら生理に反したことをすると健康を害します．当たり前のことです．そろそろ生理的な概日リズムに回帰する生活に戻すことを考えないといけません．

非生理的な現代人の概日リズム の巻

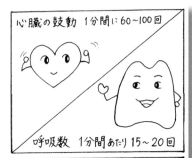
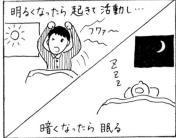
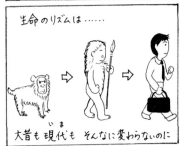
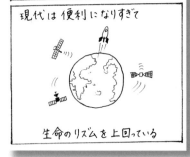
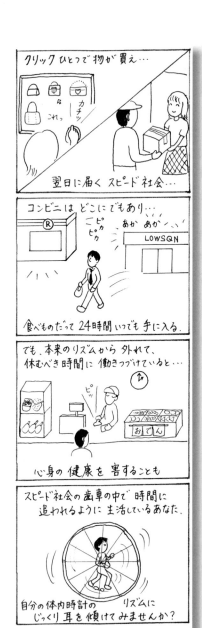

極論 4	「概日リズムの治療」は「行動の治療」であり，決して光だけで完結しない

　さて，SCN が外界の光の情報を得て時計合わせをして，その情報が末梢体内時計に伝わると前述しました．SCN がリーダーでそのほかの末梢体内時計が部下だといいました．それならば，光で概日リズムがコントロールできるはずです．しかしながら，この現実の「時計合わせ」は「光」だけはないのです．

　光以外にもヒトは決まった時間に「食べ」「運動し」「働き」「入浴」します．同じ行動を毎日繰り返すのですから，これも立派な概日リズムです．じつは，これらも「光への曝露」「深部体温」の変化，そして行動に必要なホルモンの変化などを通じて，体内時計に影響を及ぼします．すなわち

中枢体内時計だけでなく
末梢体内時計もしゃしゃり出てきて
「時計合わせ」をする

わけです．この事実が現実世界の概日リズムのカオスを引き起こしています．

▮ 治療を妨げる因子

　前述で，頭の体操的な DLMO，CBTN と光の関係についてある程度わかってもらえたと思います．それを理解することは勉強として楽しいことですし，わかるとうれしいですから，人にアドバイスをしたくなります．それ自体は結構なことなのですが，それだけの知識で「睡眠覚醒リズム障害を治療できます」というと手痛い失敗をします．

　例えば，日常の診療で「睡眠覚醒リズム障害を診ます」と標榜すると，一番必死な形相で受診するのはティーンエイジャーの睡眠覚醒相後退障害の**保護者**です．ときどき患者本人なしで，保護者だけが来院することもあったりするので困ります．前述したように太陽光を浴びたり，メラトニンの摂取のタイミングを指示したりしますが，その効果にはいつも失望させられます．

というのも，睡眠覚醒リズム障害は「就寝」「起床」だけでなく，24時間の行動すべてを変える必要があり，その行動の中には問題がある行動（1日中ベッドで過ごす，夜中にずーっとチャットしているなど）があったり，行動変更が無理なことが多いのです．さらにdepression（うつ）などの精神疾患があったりすることも，非常に多いです．さらに困ったことに，家族が「何とかしたい」と思って，患者を外来に連れてきても本人に全くやる気がないときもあります．治療する気がない患者を治療することほど難しいことはありません．概日リズムの知識だけで「何とかしよう」というのは，ちゃんちゃらおかしなことです．

睡眠覚醒リズム障害の治療を妨げる因子

1. 24時間の認知と行動変容の困難さ
2. 精神疾患の存在
3. 本人の改善への意欲

とはいいつつも，人間とは面白いもので「やる気のない若者」が，何かのきっかけでスイッチが入って「やる気がある状態」になっていたります．そして本気で睡眠覚醒リズム障害を治療したいと願ったとき，「誰が」「どう」治療すればよいでしょうか？

理想の睡眠覚醒リズム障害の診療スタイル

日本における問題は，概日リズムの基礎研究は盛んなのですが，睡眠覚醒リズム障害の日常診療に必要な要素がいろいろと欠けています．ここからは理想の診療を述べます．

1 まず「傾聴が得意な」医療従事者が必要です．例えば，研修医の中にはいろいろなタイプがいますが，必ず「物静か」で「聞き上手」な研修医がいます．その研修医に概日リズムの知識と睡眠覚醒リズム障害の治療法の知識を詰め込んで，いっぱしの医師に仕立てあげます．

2 ただし治療を担当するのは，医師である必要はありません．心理士（技師，看護師でもいいと思います）に専門のトレーニングを施してもいいと思います．

さらに睡眠覚醒リズム障害の診療に加算をつけ，45〜60分の初診時間，30分の再診時間を認めます．これには当然税金を投入する必要があります．そのためには日本の社会全体が目指すべき概日リズムの理想像を考え直す必要があります．すなわち効率や利便性ではなく，人間の生理を優先することを善とする風潮を生み出す必要があります．

米国でもなかなかこのような理想どおりにいくわけではありません．しかし私の勤務しているスタンフォード大学には，睡眠専門の心理士が数人いて治療に当たっています．保険診療で毎回50分のセッションが5〜6回認められています．スタンフォード大学は特殊な施設なので（一般には全然足りていないのですが），米国の保険診療の中ならば，人材がいればある程度可能であることは確かです．

では現在の日本で，どうすればいいでしょうか？ 短い外来を繰り返して少しずつ患者・医者関係をつくりあげ，患者のやる気の様子を見ながら，認知と行動の変容をこれまた少しずつ促すことが治療の根幹になります．これは大変な作業です．ですから，ここの分野が大切だと同意してもらえる人を増やし，診療報酬の加算のインセンティブを認めるようにもっていくしかありません．

ほかの章でも述べたことですが，概日リズムを睡眠覚醒の要素として考えるのは正しいことです．要素の1つとして考慮するのはいいのですが，「睡眠覚醒リズム障害」を「概日リズム」だけの問題だと考えると、多くの場合，間違えます．睡眠医学の総合的なアプローチ，さらに踏み込んだ全人的なアプローチが必要になるのです．

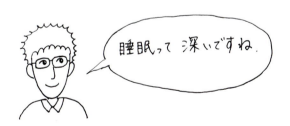

睡眠覚醒リズム障害があるといっても「概日リズム」は睡眠覚醒の要因の1つ．これだけ改善しても問題は解決しないことが多い

概日リズムと睡眠覚醒リズム障害で押えなくてはいけないポイント

1. 概日リズムとは1日の周期で同じ行動を繰り返すこと
2. 概日リズムには「時計合わせ」の作業が不可欠
3. SCNが体内時計のリーダー
4. CBTNとDLMOを基準点として考える
5. 光でCBTNは遠ざかる
6. メラトニンを摂取するとDLMOは近づく
7. 睡眠覚醒リズム障害の治療とは「光」のみならず「行動」,ひいては「考え方」を治療することである

コラム2　互師互弟と最初の師

あなたは睡眠医学に向いているでしょうか？ ①まず「睡眠に興味があること」,これは外せません．その次に，②**互師互弟の精神を受け入れることができる**かどうかはとても重要です．睡眠医学は，多分野集学的 multidisciplinary です．多くの科だけでなく，多くの業種が関わってきます．当然自分の分野を，ほかの分野の人たちに教えねばなりません．誰かの師になるわけです．そして専門ではない分野のことを，ほかの人から学ばないといけません．誰かの弟子になるわけです．

例えば，私は脳波の専門を長年やっていましたから，脳波のことを人に教える師になれます．ですが，口腔や鼻腔の診察に関しては，ほかの医師の弟子になって教えてもらいます．これは何歳になっても睡眠医学に携わる限り，必要な態度ですので自分の分野を極めることに集中したい人はフラストレーションがたまります．

自分の分野のことが人に教えられるレベルにあって（もちろんそのことにプライドをもっていて），それでいて自分に足りない分野を認めて，ほかの人（相手が自分よりも後輩であっても）から学べる謙虚さのバランスがうまく取れていることが大切です．特に年を取るにつれて，後者は難しくなってきます．難しいことですが，**互師互弟の精神をもつことは，医療従事者としての人生を豊かにもしてくれます．これができるかどうかは才能や性格もありますが，「最初の師がどういう人であったか…」が大きい**と思っています．

私の最初の師は，京都大学神経内科名誉教授であり，アイオワ大学教授の木村淳先生です．神経生理の分野で高名な先生ですので，知っておられる方も多いと思いますし，話が抜群に面白いのでも有名です．しかしながら強烈な印象があるのは，彼の教え方でした．「この現象のここまではわかっている．誰それが報告している．でもここから先はわから

ん」といい切られる態度でした．「ああ，あの木村先生がわからないというのなら，本当にわからないのだろうなぁ」と思い，「ということは，この分野は研究することが多い（＝面白い！）」と勇気づけられた若き神経内科医は数多いと思います．

さらに，いまでこそ「飽きられない面白いプレゼンの仕方」のような指導も研修医が受ける時代ですが，私が研修医を始めた10数年前は大部分の偉い先生は難しいことを難しく説明して，「お前のレベルを上げないと，私の話はわからないぞ」という話の仕方をしていた人が多かった記憶があります．そんな時代に難しい話を非常に簡単に噛み砕いて，（それこそ門外漢の一般の人が聞いてもわかるくらいに）話してくれる人は少数派でした．その中でも木村先生の講演は面白いだけではなく，知的好奇心が刺激されて「なぜかやる気がでる」ので，私は一時期「1年に1回は木村先生の講演を聴く（そしてやる気をだす）」と勝手に誓って，ストーカーのようにさまざまな学会で追いかけていました．

そんな中，2006年頃，どこかの学会会場からパーティー会場までの間を木村先生が移動されるときに2人で話す機会に恵まれました．トコトコとショッピングモールを歩きながら「河合君，これからやるなら睡眠医学やで．僕がもっと若かったら絶対睡眠やっている」といわれたことを鮮明に覚えています．その頃の私は「睡眠医学，面白いなぁ．でも，一生の仕事にするのはどうかなぁ．フェローシップをもう1回するのも面倒だな…」と思っていましたが，その木村先生のひと言で「睡眠医学やるぞ！」に変わりました．

後日，木村先生にこのことをお話しすると「そうやったかな？」と本気で覚えておられなかったのはご愛嬌です．おそらくこうやって大勢の若手の「やる気スイッチ」を入れて回っている人なのだろうと勝手に納得しています．

●文献

1) http://www.britannica.co.jp/online/bolj/bolj.html.
2) 粂和彦：時間の分子生物学（講談社現代新書）．講談社，2003.
3) Grosbellet E, Challet E：Central and Peripheral Circadian Clocks（In: Kryger MH, Roth T, Dement WC：Principles and practice of sleep medicine 6th Ed.Elsevier ,2016.
4) Kondratova AA, Kondratov RV:The circadian clock and pathology of the ageing brain. Nature Reviews Neuroscience. 2012;13(5):325-35.
5) Czeisler CA, Duffy JF, Shanahan TL, Brown EN, Mitchell JF, Rimmer DW, et al:Stability, precision, and near-24-hour period of the human circadian pacemaker. Science. 1999;284(5423):2177-81.
6) 本間研一：時間生物学の歴史―日本編．時間生物学．2010；16（1）：48-51.
7) 本間研一：時間生物学の歴史―世界編．時間生物学．2012；18（1）：36-39.
8) American Academy of Sleep Medicine：International Classification of Sleep Disorders, 3rd Ed（睡眠関連疾患国際分類 第3版）．2014.
9) Zee PC, Attarian H, Videnovic A：Circadian rhythm abnormalities. Continuum (Minneapolis, Minn). 2013 Feb;19(1 Sleep Disorders):132-47.

あとがき

本音のターゲット読者層＝医療従事者全員

　全員といったら全員です．ですから，買おうかな…，どうしようかな…と思って「あとがき」から読み始めている変わり者のあなた！

買っていいのです．正義はあなたにあります

　何科志望だろうと，どんな職種だろうと関係ありません．ただ1つだけ，「自分の睡眠」だけではなく「他人（患者をもちろん含む）の睡眠」に興味があるという条件を満たせば，学生だろうと，研修医だろうと，指導医だろうと，検査技師だろうと，新人看護師だろうと，辛酸をなめつくしたベテラン看護師だろうと，睡眠研究者だろうと，歯科医師だろうと，心理士だろうと，何かの博士だろうと，鍼灸師だろうと，睡眠関連の業者だろうと，研修なんて記憶の彼方にあるようなベテラン医師だろうと，外来を週1日だけやってあとは会議に忙しい病院幹部だろうと，睡眠薬の処方に疑義照会している薬剤師だろうと，医療に携わっている方であれば，皆さん，読んでください．

　最初の企画段階で，丸善出版の編集部には対象となるターゲット読者層は「研修医と学生ですかね」なんてことを答えていましたが，書き終わったあと，本音をいわせてもらいます．対象は医療従事者全員です．

　だって

1. あなたの患者，眠りますよね？
2. 大学で睡眠医学の授業を受けて，単位を取っていませんよね？
（授業を受けられた人は，相当ラッキーです）
3. 睡眠医学のトレーニングを受けた人なんていませんよね？
（トレーニングを受けたなら，指導者になりましょう）
4. 何となく，見よう見まねで，睡眠の問題に対処していますよね？

あまり顧みられることがない私の愛する睡眠医学をほかの確立された分野の【極論で語る】シリーズに入れて，ラインアップとして並べてしまえ！　そしたらちょっとは勘違いして勉強してくれる人も増えるのではないか？　という動機からこの本の企画を強引にもち込んでねじ込んで，とうとう日の目を見ることになりました．ですから皆さんに読んでもらいたくてたまりません．

　ニューヨークの 515 West アパートで苦楽をともにしたシリーズ監修者の香坂俊先生には，神経内科編に続きお世話になりました．龍華朱音先生には，的確に珠玉のイラストを描いていただきました．本書の企画をかなり強引に通してもらった丸善出版企画編集部の程田靖弘様の熱意がなければ，この本は存在しませんでした．皆様に感謝いたします．

　さらに，すべての章に目を通して助言をいただいた関西電力医学研究所睡眠医学研究部部長，兼同病院睡眠関連疾患センター長であり，日本臨床睡眠医学会 (Integrated Sleep Medicine Society Japan: ISMSJ) 理事長として日本における睡眠医学の確立のために日夜奮闘されている立花直子先生に感謝いたします．

　最後に『機動戦士ガンダム』のギレン・ザビ風に締めたいと思います．

***他科に比べ，わが睡眠医学の勢力は 30 分の 1 以下（著者注：適当ですから出典を探さないように）である．にもかかわらず，今日まで戦い抜いてこられたのは何故か！　諸君！　睡眠医学が正しいからだ！
そしてこの本こそ，睡眠医学の正義のあかしである．***

***あえて言おう．
すべての医療者が睡眠を知ることは，絶対に必要であると！
睡眠医学を知らぬ医療者に，全人的医療は無理であると！
そして睡眠医学を志す者よ．今こそ，睡眠医学の独立に向かって立ち上がらねばならぬ時であると！***

2016 年 8 月吉日

著者　河合　真

索 引

●あ行

アデノイド切除 … 199
アデノシン … 125
アナフラニール® … 86
アルコール … 60, 174

意識障害 … 155, 158
一時覚醒 … 33
居眠り … 17, 197
　――運転 … 112

オトガイ筋筋電図 … 64, 87
オレキシン … 7, 73, 76, 78, 85

●か行

概日リズム … 18, 78, 124, 129, 135, 142, 200, 202, 203, 210
顔のプロファイル … 26
覚醒 … 78, 87, 126, 129
覚醒機能不全 … 155, 158, 162
覚醒反応 … 13, 30
　　脳波上の―― … 30
下肢静止不能症候群（RLS/WED） … 57, 93
カタプレキシー … 73, 80
金縛り … 84
下鼻甲介肥大の分類 … 26
眼電図（EOG） … 83

救急医 … 114
救急外来 … 106, 114
急性（短期間）不眠 … 123, 128, 138
急性の睡眠不足 … 173
急速眼球運動（REM） … 83

急速上顎拡大術 … 199
局在 … 77, 99
局在診断 … 155

繰り返し学習した行動 … 59
クロナゼパム … 67
クロミプラミン … 86

口腔外科 … 22
口腔内装置（OA） … 39, 199
高次脳機能 … 62
恒常性 … 18, 78, 129, 135
後退睡眠覚醒相 … 212
交通事故 … 110
呼吸フロー … 32
呼吸抑制 … 149

●さ行

最低深部体温（CBTN） … 212
錯乱性覚醒 … 189
酸素飽和度の低下 … 30

歯科 … 22
時間生物学 … 204, 208
刺激制限療法 … 134
視交叉上核（SCN） … 204, 208
自殺 … 107
持続脳波モニタリング … 165
持続陽圧呼吸器（CPAP） … 37, 136, 199
自動症 … 60
耳鼻科 … 22
シフトワーク … 115, 176
集中治療室（ICU） … 155
終夜睡眠ポリグラフ検査（PSG） … 10, 29, 67, 75, 152

終夜パルスオキシメータ検査	33
手術	39
主訴	3
上気道狭窄	45, 197
上気道閉塞	45, 197
上行性覚醒系（AAS）	156, 161
徐波	83
徐波睡眠（SWS）	63, 170, 190
神経生理学	87
神経伝達物質	75, 77
神経内科	161
深睡眠	170, 189
身体疾患	18, 129, 136
身体的要因	142
睡眠	126, 129
——・覚醒と行動の記録票	9, 182
——の恒常性	125, 142
——の分断	73, 80
睡眠医学	14, 87, 161, 219
小児の——	186
睡眠覚醒リズム障害	14, 202, 210
睡眠環境	18, 129, 135
——指導	145
睡眠関連運動異常症（SRMD）	55, 57
睡眠関連疾患	14, 46, 104, 127, 129, 136
睡眠関連疾患国際分類（ICSD）	121, 127
睡眠行動異常症 REM	54
睡眠時間	172, 188
——の確保	194
睡眠時周期性下肢運動（PLMS^{leg}）	98
睡眠時随伴症	53, 54
睡眠時無呼吸症候群（SAS）	8
睡眠時遊行症	63, 70, 151, 190
睡眠スケジュール	111
睡眠ステージ	13, 84, 167, 190
睡眠制限療法	134, 135
睡眠潜時	75
睡眠潜時反復測定検査（MSLT）	75
睡眠専門医	2, 67, 101, 198
睡眠相	196
睡眠不足	111, 112, 169
慢性の——	173
睡眠不足症候群	172
睡眠法医学	70
睡眠法医学協会	71
睡眠発作	73, 80
睡眠麻痺	73, 80
睡眠薬	106, 122, 137, 143
非ベンゾ系の——	137, 149
睡眠歴	3
スタンフォード眠気尺度（SSS）	174
正常睡眠覚醒相	212
精神疾患	18, 107, 129, 136
精神的要因	142
生物時計の光同調	208
世界睡眠医学会	94
責任能力	70
セロトニン	85
セロトニン・ノルアドレナリン再取り込み阻害薬（SNRI）	86
前進睡眠覚醒相	212
選択的セロトニン再取り込み阻害薬（SSRI）	86
せん妄	150
早朝覚醒	126

●た行

体内時計のループ	205
大脳皮質	61, 155
太陽光	213
他殺	107
——念慮	107
脱力	64, 84
脱力発作	73, 80
多分野集学的	12
断眠	174

チェーン・ストークス呼吸	163
中枢神経	62, 77, 99
中枢神経刺激薬	87, 88
中枢性睡眠時無呼吸	163
中枢体内時計	204
中枢パターン発生器（CPG）	62, 66
中途覚醒	4, 63, 126
長時間労働	117
低呼吸	197
——の定義	29, 32
低次脳機能	62
泥酔	58
鉄	101
転写調節因子	204
同調	208
当直医	117
時計合わせ	208
ドパミン	82
ドパミン系	87, 88
ドパミン欠乏	102
ドパミン作動薬	97, 102

● な行

ナルコレプシー	72, 85
日内変動	103
入院病棟	141
入眠困難	126
入眠時幻覚	73, 80
認知行動療法（CBTi）	134
寝言	54
眠気	73, 80, 87
脳幹網様体賦活系（RAS）	155, 156
脳波	83, 87
脳波検査	87
ノルアドレナリン	85

● は行

パーキンソン病	88
ハイポクレチン	7, 73, 76, 78, 85
薄明下メラトニン分泌開始時間（DLMO）	213
パラソムニア	53, 54, 58
バルビツール酸	149
半覚醒	71
皮質機能	60
ヒスタミン	82
病歴聴取	2, 5, 20
フェリチン	101
副作用	43, 103
服薬	103
服用薬	6
不眠	14, 121, 127
——の「焦げつき」	123
不眠時処方	141, 143, 147, 149
プライバシー	7
プラトン	203
ブレインモニタリング	164, 167
ブレーキ痕	110
フロイト	84
米国睡眠医学会（AASM）	32, 54
閉塞性睡眠時無呼吸（OSA）	14
閉塞性睡眠時無呼吸症候群（OSAS）	16, 63, 111, 152, 163, 188
ベッドパートナー	4, 64, 144
ベンゾジアゼピン類	149
扁桃切除術	199
——ミラクル	199
膨満感	44

● ま行

末梢神経	77
末梢体内時計	204
慢性不眠	123, 128, 137
無危害	150
無呼吸	197
無呼吸指数（AI）	36
無呼吸低呼吸指数（AHI）	8, 29, 36
むずむず脚症候群	93
メチルフェニデート	6, 88
メラトニン	200, 208, 212
燃え尽き	114
モダフィニル	6, 88
もやもや病	95

● や行

夜尿症	54
夢	84
陽圧呼吸器	39
要因	130

● ら行

濫用	88
リタリン®	88
レストレスレッグズ症候群（RLS）	7, 93
レム睡眠行動異常症（RBD）	7

欧　文

● A〜G

AAS	156, 161
AASM	32
aerophagia	44
AHI	8, 29, 31, 36, 39, 40
AI	36, 37
American Academy of Sleep Medicine（AASM)	54
Angle の不正咬合分類	24
apnea hypopnea index（AHI）	8, 29, 36
apnea index（AI）	36
arousal	124, 126
ascending arousal system（AAS）	161
automatism	60
Bell commission	179
BMI	50
burn out	114
CBTi	134
CBTN	210, 212
central pattern generator（CPG）	62, 66
central sleep apnea	163
Cheyne-Stokes respiration	163
Christian Guilleminault	8
chronobiology	204
circadian rhythm	124, 202, 208
circadian rhythm sleep disorder	14
circadian rhythm sleep-wake disorder	202, 210
Cognitive Behavioral Therapy for insomnia（CBTi）	134
confusional arousal	189
continuous electroencephalographic monitoring	165
continuous positive airway pressure（CPAP）	37, 136
core body temperature nadir（CBTN）	212
CPAP	37, 39, 41, 50, 137, 199
CPG	66
dim light melatonin onset（DLMO）	212
DLMO	210, 212
Do no harm	150

索引 | 225

entrainment	208
EOG	83
Eugene Aserinsky	8
factor	130
Friedman 分類	24
Glasgow coma scale（GCS）	158

● H〜N

homeostatic drive	125
ICSD	54, 121, 127
ICU	155, 158
ICU せん妄	160
insomnia	14, 121
insufficient sleep	169
insufficient sleep syndrome	172
International Classification of Sleep Disorders	54, 121, 127
Japan coma scale（JCS）	158
Libby Zion 事件	176, 178
Modified Mallampati 分類	22, 23
Moyamoya disease	95
MSLT	75
multiple sleep latency test（MSLT）	75
muscle atonia	64, 84
N1	171
N2	171
N3	170
narcolepsy	72
Nathaniel Kleitman	8
NREM 睡眠	55, 78, 81
——に関連するパラソムニア	60
NREM Stage 1〜4	171

● O〜Z

OA	39, 199
obstructive sleep apnea（OSA）	14
obstructive sleep apnea syndrome（OSAS）	16, 63, 152, 189
oral appliance（OA）	39
OSA	14
OSAS	16, 17, 50, 63, 111, 136, 152, 163, 189
OS	
——の切り替え	128
——の故障	133
over learned behavior	59
parasomnia	53
periodic limb movements during sleep（PLMS^{leg}）	98
PLMS^{leg}	98
polysomnography（PSG）	10, 67, 75
positive airway pressure	39
Process C	124, 129, 135
Process S	124, 129, 135
PSG	10, 29, 67, 75, 104, 152
rapid eye movement（REM）	83
rapid maxillary expansion	199
RAS	155, 156
RBD	7, 64
rebound	103
REM	83, 171
REM 睡眠	8, 55, 78, 81, 83, 86, 189
REM 睡眠行動異常症（RBD）	64
REM 睡眠潜時	87
REM sleep behavior disorder（RBD）	7, 64
restless legs syndrome（RLS）	7, 93
——/Willis-Ekbom disease（RLS/WED）	57
reticular activating system（RAS）	155
RLS	7, 93
——類似疾患	99

―― /WED ……… 57, 94, 103
RLS mimics ……… 99, 100

SAS ……… 8
SCN ……… 204, 208
selective serotonin reuptake inhibitors (SSRI)
……… 86
serotonin noradrenaline reuptake inhibitors
　(SNRI) ……… 86
SIT ……… 98
sleep apnea syndrome (SAS) ……… 8
sleep behavior disorder REM ……… 54
sleep disturbance ……… 14
sleep drive ……… 125
sleep enuresis ……… 54
sleep forensics ……… 70
sleep latency ……… 171
sleep related movement disorder (SRMD) …… 57
sleep talking ……… 54, 189
sleep wake log ……… 9, 135, 145, 182
sleep walking ……… 70, 151, 188, 189
sleepwalker ……… 70
slow wave sleep (SWS) ……… 170
SNRI ……… 86

Spielman の 3P モデル ……… 138
SRMD ……… 57
SSRI ……… 86
SSS ……… 174
Stage 1 ……… 171
Stage 2 ……… 171
Stage 3 ……… 170
Stage REM ……… 171
Stage W ……… 171
Stanford Sleepiness Scale (SSS) ……… 174
suggested immobility test (SIT) ……… 98
suprachiasmatic nucleus (SCN) ……… 205
SWS ……… 63, 170, 171

WASM ……… 94
WASO ……… 171
WED ……… 93
William C. Dement ……… 8
Willis-Ekbom disease (WED) ……… 93
Wisconsin Sleep Cohort Study ……… 17, 37, 48
World Association of Sleep Medicine (WASM)
……… 94

6S ……… 110

極論で語る睡眠医学		
	平成28年9月30日	発　　　行
	平成29年9月30日	第4刷発行

著作者　河　合　　　真

監修者　香　坂　　　俊

発行者　池　田　和　博

発行所　丸善出版株式会社

〒101-0051　東京都千代田区神田神保町二丁目17番
編　集：電　話（03）3512-3262／FAX（03）3512-3272
営　業：電　話（03）3512-3256／FAX（03）3512-3270
http://pub.maruzen.co.jp

© Makoto Kawai, Shun Kohsaka, 2016

組版印刷・株式会社 日本制作センター／製本・株式会社 松岳社
ISBN 978-4-621-30053-4　C 3047　　　　Printed in Japan

JCOPY〈（社）出版者著作権管理機構 委託出版物〉
本書の無断複写は著作権法上での例外を除き禁じられています．複写される場合は，そのつど事前に，（社）出版者著作権管理機構（電話03-3513-6969，FAX03-3513-6979，e-mail:info@jcopy.or.jp）の許諾を得てください．